Rüdiger Kolbeck

Arzneimittelfälschungen

Eine Studie über das Problembewusstsein
bei Patienten und Experten

SCHRIFTENREIHE MASTERSTUDIENGANG CONSUMER HEALTH CARE

herausgegeben von Prof. Dr. Marion Schaefer

ISSN 1869-6627

1 *Lena Harmann*
Patienteninformation und Shared Decision Making im Lichte des Publikumswerbeverbotes für verschreibungspflichtige Arzneimittel
ISBN 978-3-8382-0056-9

2 *Janna K. Schweim*
Untersuchungen zum Arzneimittelversandhandel aus Verbrauchersicht
ISBN 978-3-8382-0071-2

3 *Ansgar Muhle*
Deutsche Gesundheitsportale im Netz
Kritische Einschätzung anhand der gängigen Qualitätssiegel
ISBN 978-3-8382-0086-6

4 *Elizabeth Storz*
Psychopharmakamarkt in Deutschland
Eine Untersuchung zu den Strukturveränderungen durch das Arzneiversorgungs-Wirtschaftlichkeitsgesetz (AVWG)
ISBN 978-3-8382-0109-2

5 *Ursula Sellerberg*
Heilpflanzen-Datenbanken im Internet
Eine kritische Untersuchung anhand verbraucherrelevanter Kriterien
ISBN 978-3-8382-0092-7

6 *Rüdiger Kolbeck*
Arzneimittelfälschungen
Eine Studie über das Problembewusstsein bei Patienten und Experten
ISBN 978-3-8382-0155-9

7 *Silke Lauterbach*
Das diabetische Fußsyndrom
Ein Ratgeber zur Identifizierung von Risikopatienten in der Apotheke
ISBN 978-3-8382-0182-5

In Vorbereitung:

Karin Agor
Zur Evaluation eines multizentrischen Versorgungsmodells für die Notfallversorgung von Patienten mit akutem Koronarsyndrom im Rahmen des Projektes ‚Hamburg gegen den Herzinfarkt' (2005)
ISBN 978-3-8382-0090-3

Rüdiger Kolbeck

ARZNEIMITTELFÄLSCHUNGEN

Eine Studie über das Problembewusstsein
bei Patienten und Experten

ibidem-Verlag
Stuttgart

Bibliografische Information der Deutschen Nationalbibliothek
Die Deutsche Nationalbibliothek verzeichnet diese Publikation in der Deutschen Nationalbibliografie; detaillierte bibliografische Daten sind im Internet über http://dnb.d-nb.de abrufbar.

Bibliographic information published by the Deutsche Nationalbibliothek
Die Deutsche Nationalbibliothek lists this publication in the Deutsche Nationalbibliografie; detailed bibliographic data are available in the Internet at http://dnb.d-nb.de.

∞

Gedruckt auf alterungsbeständigem, säurefreien Papier
Printed on acid-free paper

ISSN: 1869-6627

ISBN-10: 3-8382-0155-8
ISBN-13: 978-3-8382-0155-9

Printed in Germany

Inhaltsverzeichnis

1 Zusammenfassung

Es gibt verschiedene Definitionen des Begriffs „gefälschte Arzneimittel", in dieser Arbeit werden zwei davon vorgestellt. Das Phänomen der Arzneimittelfälschungen ist seit den 80er Jahren des 20. Jahrhunderts der Öffentlichkeit immer mehr bewusst geworden, seit der gleichen Zeit steigt die Anzahl gefälschter Arzneimittel stetig an, wobei eine Zunahme weltweit insbesondere seit dem Jahr 2000 beobachtet werden kann. Mit dieser Zunahme werden die Auswirkungen auf die Gesundheit der Menschen stärker und die Gefahren steigen, was bis zum Tod von Patienten führen kann. Die Gründe für die Fälschung von Arzneimitteln sind vielfältig und bestehen aus einer Mischung von niedrigen Produktionskosten ohne Qualitätssicherung mit der Aussicht auf hohe Gewinne. Zusätzlich spielen dabei hohe Preise für Arzneimittel und die nicht ausreichende Versorgung der Bevölkerung mit Arzneimitteln durch das Gesundheitswesen in Entwicklungsländern eine wichtige Rolle. Das Problem wird durch den Versandhandel von Arzneimitteln, insbesondere durch den Vertrieb über das Internet verschärft. Es gibt viele Initiativen, gegen Arzneimittelfälschungen und deren Auswirkungen. Insbesondere die Weltgesundheitsorganisation WHO und die Internationale Pharmazeutische Gesellschaft FIP, aber auch die pharmazeutischen Unternehmen gehen gegen Arzneimittelfälschungen vor.

Es sind zwei Befragungen durchgeführt worden, die sich an verschiedene Zielgruppen gerichtet haben.

Eine Befragung hat sich an Mitglieder der Internationalen Pharmazeutischen Gesellschaft FIP gerichtet mit dem Ziel, Informationen über die rechtliche Situation gefälschter Arzneimittel in möglichst vielen Ländern zu erhalten. Von 409 versandten Fragebögen wurden jedoch nur 21 ausgefüllt zurückgeschickt, was einer Rücklaufquote von 5,13 Prozent entspricht. Die meisten Antworten sind aus europäischen Ländern

* Anmerkung: Originaltitel der Masterarbeit "Das Problembewusstsein bezüglich Arzneimittelfälschungen auf globaler und nationaler Ebene".

gekommen, dazu Antworten aus Nordamerika und Japan, wobei nur ein sehr geringer Anteil der Antworten aus Entwicklungsländern stammt.

Die zweite Befragung ist unter deutschen Patienten in öffentlichen Apotheken durchgeführt worden mit dem Ziel, Informationen über die Einschätzung und den Wissensstand der Patienten über gefälschte Arzneimittel zu erhalten. Dabei besteht nicht der Anspruch, dass diese Befragung repräsentativ ist.
151 Fragebögen sind ausgefüllt worden, wobei sich gezeigt hat, dass ungefähr zwei Drittel der befragten Patienten dem Thema Arzneimittelfälschungen schon einmal begegnet sind. Hierbei sind als die wichtigsten Informationsquellen die Massenmedien angegeben worden mit großem Abstand zu Informationen durch Ärzte und Apotheker oder durch den Bekanntenkreis und die Familie. Außerdem hat sich gezeigt, dass das Vertrauen in die deutsche öffentliche Apotheke sehr groß ist, was die Sicherheit der von dort erworbenen Arzneimittel betrifft. Im Gegensatz dazu besteht sehr wenig Vertrauen gegenüber Versandapotheken außerhalb der Europäischen Union.

2 Einleitung

Die Gesundheit ist für viele Menschen in Deutschland und in anderen Ländern der Welt ein sehr wichtiger Wert und zentraler Lebensbereich. Je nach persönlicher Einstellung und Lebenslage investieren sie mitunter viel Zeit, Mühe und Geld, um sich ihre Gesundheit zu erhalten, sie wieder zu erlangen oder, falls das nicht möglich ist, trotz einer Erkrankung einen möglichst hohen Grad an gesundheitsbezogener Lebensqualität zu erreichen. Dabei herrscht oft keine Einigkeit darüber, wie Gesundheit im individuellen Fall zu definieren ist und welches Verhalten und welche Maßnahmen die Gesundheit des einzelnen und der gesamten Bevölkerung fördern oder ihr Schaden zufügen.

Bereits seit der Antike beschäftigen sich die Menschen mit den Themen Gesundheit und Krankheit. Dabei werden die Gesundheit bzw. das Wohlbefinden oft mit religiösen Vorstellungen und Spiritualität verbunden. Gesundheit betrachtet man als göttliches Geschenk. Diese Verbindung der eigenen Gesundheit mit der Religion und der Weltanschauung ist jedoch kein Phänomen, das es nur in der Vergangenheit gegeben hat. Man kann sich gut vorstellen, dass gläubige Muslime vor allem Gott als denjenigen betrachten, der sie von einer Krankheit heilt, wenn man die entsprechende Stelle im Koran liest. Auch einige Christen sehen wohl bis heute Krankheit als Strafe Gottes für Fehlverhalten und Gesundheit dementsprechend als Belohnung oder als Geschenk. Selbst wenn das sicher nicht bei allen so ist, ist es durchaus denkbar, dass die eigene Gesundheit oder die Gesundheit naher Angehöriger im religiösen Leben vieler Menschen nach wie vor eine wichtige Rolle spielen, z. B. bei Gebeten oder Fürbitten.
In der Antike hat man ebenfalls bereits begonnen, sich für die eigenen Einflussmöglichkeiten auf die Gesundheit zu interessieren. Dem berühmten griechischen Arzt Hippokrates von Kos wird zugesprochen, dass er das Auftreten von Krankheiten von religiösen Vorstellungen getrennt hat. Er betrachtet Krankheiten als eine Folge des Ungleichgewichts der vier Körpersäfte Blut, gelbe Galle, schwarze Galle

und Schleim und lehrt, wie man u. a. durch Diäten und Arzneimittel das Gleichgewicht der Säfte wieder herstellen kann. Diese Säftelehre hat bis in die Neuzeit eine wichtige Rolle gespielt und zahlreiche Therapienansätze begründet.[1]

Recherchiert man zum Thema Gesundheit im Internet, findet man zahlreiche Definitionen. Eine der bekanntesten und am häufigsten zitierten Definitionen für Gesundheit ist die der Weltgesundheitsorganisation WHO:

> „Health is a state of complete physical, mental and social well-being and not merely the absence of disease or infirmity." („Gesundheit ist ein Zustand vollkommenen körperlichen, geistigen und sozialen Wohlbefindens und nicht lediglich die Abwesenheit von Krankheit oder Gebrechen.")[2]

Diese Definition gilt seit der Gründung der WHO im Jahr 1948 und ist seitdem nicht verändert worden. Kritiker halten sie für utopisch und unrealistisch und argumentieren, dass nach dieser Definition so gut wie kein Mensch gesund sei, und fordern deshalb eine Änderung. Auf der anderen Seite stellt sie den Versuch dar, eine möglichst umfassende Beschreibung zu bieten, auf die sich Menschen verschiedener Länder und Kulturen beziehen können. Es bleibt abzuwarten, ob die WHO diesbezüglich in den nächsten Jahren eine Veränderung oder Neudefinition vornehmen wird.[1]

Unabhängig von der Definition des Begriffs Gesundheit gibt es zahlreiche Möglichkeiten, wie die Menschen etwas für ihre Gesundheit tun können, sie bei einer Erkrankung wiedererlangen oder präventiv fördern können. Unter den verschiedenen Therapieformen gibt es neben z. B. verschiedenen Strahlentherapien, physikalischen Therapien und chirurgischen Maßnahmen die Arzneimitteltherapie, die in der heutigen Zeit eine große Bedeutung hat. Mit Arzneimitteln können viele Krankheiten geheilt oder gelindert werden, denen man in der

Vergangenheit mehr oder weniger hilflos gegenüber gestanden hat. Bei dieser Form der Behandlung von Krankheiten spielt unter den Heilberufen neben dem Arzt der Apotheker eine große Rolle, wenn man bei der Behandlung des Patienten ein optimales Ergebnis erzielen will. Betrachtet man die Ausgabenstrukturen der gesetzlichen Krankenkassen in unserem Gesundheitswesen, nehmen die Ausgaben für Arzneimittel einen der größten Posten ein.[3]

Das macht deutlich, welche zentrale Rolle Arzneimittel bei der Behandlung von vielen Krankheiten und Beschwerden spielen. Oft sind sie sogar die einzige mögliche Therapieform. In den letzten Jahrzehnten ist der Verbrauch von Arzneimitteln in Deutschland demzufolge stark angestiegen. Ein Bericht für einen Ausschuss des Deutschen Bundestages spricht von einem Anstieg des Arzneimittelverbrauchs in der Bundesrepublik Deutschland von circa 400 Prozent zwischen Anfang der 60er- und Mitte der 70er Jahre des 20. Jahrhunderts.

Gleichzeitig ist vielen Menschen aber auch bewusst geworden, dass die Anwendung von Arzneimitteln mit Risiken verbunden ist und neben den erwünschten Wirkungen unerwünschte stehen können. Das bedeutet, dass neben den vielen Möglichkeiten, Menschen bei Krankheiten mit Arzneimitteln zu helfen, Gefahren stehen, die auf ein Minimum beschränkt werden sollten und vor denen die Menschen geschützt werden müssen. Das wohl bekannteste Beispiel für dramatische Nebenwirkungen von Arzneimitteln ist die Contergan-Katastrophe. Deshalb ist der Umgang mit Arzneimitteln, die aus den genannten Gründen oft auch als „Waren besonderer Art“ bezeichnet werden, heute in Deutschland wie in zahlreichen anderen Staaten stark reglementiert, um den Schutz der Bevölkerung und die Arzneimittelsicherheit auf einem möglichst hohem Niveau zu gewährleisten. Die Grundlage dafür ist in Deutschland das „Gesetz über den Verkehr mit Arzneimitteln“ (Arzneimittelgesetz), das am 1. Januar 1978 in Kraft getreten und seitdem mehrmals verändert worden ist, unter anderem im Rahmen der europäischen Integration, um in den Mitgliedstaaten der Europäischen Union einen einheitlichen Standard in diesem Bereich zu erhalten. Es hat zwar schon vor diesem Zeitpunkt ein Arzneimittelgesetz gegeben, und zwar das AMG von 1961, doch erst das neue Gesetz von 1978 hat ein Zulassungsverfahren für Arzneimittel eingeführt, in dem die Qualität, die Wirksamkeit und die Unbedenklichkeit nachgewiesen werden müssen. Zuvor sind Arzneimittel lediglich formell registriert worden. Daneben sind noch viele weitere Regeln zum Schutz der Patienten aufgestellt worden wie etwa die Dauerüberwachung des Arzneimittelverkehrs oder eine vom Verschulden unabhängige Gefährdungshaftung der pharmazeutischen Unternehmen. Bereits weitgehend am Anfang definiert das Gesetz den Begriff „Arzneimittel" sehr ausführlich, so dass Abgrenzungen zu anderen Produkten wie zum Beispiel Lebensmitteln, Nahrungsergänzungsmitteln oder Medizinprodukten mehr oder weniger leicht möglich sind.[4]

In jüngerer Zeit kommt bei der Anwendung von Arzneimitteln ein weiteres Risiko hinzu, das der Produktfälschungen. Arzneimittel sind dabei besonders lukrativ, weil sie bei vergleichsweise niedrigen Produktionskosten und oft hohen Preisen auch eine hohe Rendite bei Fälschungen versprechen.

Wegen des stark reglementierten und gut überwachten Arzneimittelverkehrs war es bislang schwierig, gefälschte Arzneimittel in die Distributionskette einzuschleusen. Bisher war dabei der pharmazeutische Großhandel der Schwachpunkt. Der Großhandel mit Arzneimitteln ist durch das „Zwölfte Gesetz zur Änderung des Arzneimittelgesetzes" (12. AMG-Novelle) im Jahr 2004 strenger geregelt worden, nicht zuletzt, um dadurch das Einschleusen gefälschter Arzneimittel in die legale Distributionskette zu erschweren. Arzneimittel-Großhändler benötigen seitdem eine Großhandelsbetriebserlaubnis, die ihnen auf Antrag von der zuständigen Behörde bei Vorliegen der Voraussetzungen und nach deren Überprüfung erteilt wird. Außerdem werden in der 12. AMG-Novelle die zulässigen Bezugsquellen des Großhandels für Arzneimittel festgelegt, die entweder selbst eine Großhandelsbetriebserlaubnis oder eine Herstellungserlaubnis besitzen müssen. Möglich ist aber nach wie vor die Rücknahme von Arzneimitteln aus Apotheken.[5]

Ebenfalls 2004 ist der Versandhandel mit Arzneimitteln in Deutschland zugelassen worden, und so gilt jetzt der Arzneimittel-Versandhandel in Verbindung mit der Bestellung über das Internet als das Haupteinfallstor für gefälschte Produkte. Dabei spielt bei manchen Produktklassen wie z. B. bei Arzneimitteln gegen erektile Dysfunktion hinein, dass die Anonymität des Internet gewollt ist. Problematisch ist außerdem, dass der Handel im Internet schlecht überwacht werden kann, insbesondere dann, wenn die Anbieter von Produkten ihren Sitz außerhalb Deutschlands haben. Patienten, die Arzneimittel im Internet bestellen, haben außerdem nur sehr eingeschränkte Möglichkeiten, die Seriosität ihrer Bezugsquelle bzw. Versandapotheke zu überprüfen.

Arzneimittelfälschungen (engl. „Counterfeit Drugs“) stellen eine erhebliche Bedrohung für die Gesundheit der Gesamtbevölkerung und des einzelnen Patienten dar und erfordern deshalb die Aufmerksamkeit und das richtige Verhalten sowohl aller Beteiligten im Gesundheitswesen als auch der Patienten bei unterstützenden staatlichen Rahmenbedingungen.

3 Ziel und Aufgabenstellung

Diese Arbeit hat das Problem der Arzneimittelfälschungen aus verschiedenen Blickwinkeln betrachtet und dabei sowohl Fachleute des Gesundheitswesens wie Ärzte, Apotheker und Juristen als auch die Patienten mit einbezogen.

Zum einen sind Patienten aus Deutschland befragt worden, in welchem Maß sie mit dem Thema gefälschte Arzneimittel schon einmal in Berührung gekommen sind und welche Vorstellungen sie davon haben bzw. wie sich ihnen das Problem darstellt. Damit ist ein erster Überblick erhalten worden, inwieweit deutsche Patientinnen und Patienten über Arzneimittelfälschungen informiert sind und welche Ansichten sie darüber haben.

Da gefälschte Arzneimittel nicht allein ein deutsches Phänomen sind, sondern weltweit auftauchen und ihre effektive Bekämpfung nur gemeinsam und international möglich ist, ist es wichtig zu erfahren, welche Bedeutung sie in anderen Ländern haben. Deshalb sind zum anderen Fachleute aus anderen Ländern befragt werden, welche Rolle Arzneimittelfälschungen in ihren Ländern spielen und welche gesetzlichen Vorschriften es dazu bei ihnen gibt.

4 Material und Methode

Zur Befragung von Fachleuten aus verschiedenen Ländern ist ein Fragebogen erstellt worden, der zum Ziel hatte, den rechtlichen Rahmen für Arzneimittel in einzelnen Ländern zu klären und mögliche Schwachstellen für das Inverkehrbringen gefälschter Arzneimittel zu identifizieren. Der Fragebogen ist an alle 112 Mitgliedsorganisationen mit bekannter E-Mail-Adresse der Internationalen Pharmazeutischen

Gesellschaft (Féderation Internationale Pharmaceutique, FIP) versandt worden, da davon auszugehen ist, dass diese (wie z. B. Apothekervereinigungen oder pharmazeutische Fachgesellschaften) am ehesten mit diesem Thema vertraut sind und es einordnen können. Er ist bewusst kurz gehalten worden, um eine möglichst hohe Rücklaufquote zu erreichen und um juristischen Laien die Beantwortung der Fragen zu ermöglichen. Hintergrund dafür ist, dass man sich auch aus Entwicklungsländern Antworten erwartet hat und davon ausgegangen ist, dass zumindest in einigen von ihnen ausschließlich Nichtjuristen, in erster Linie Apothekerinnen und Apotheker, ehrenamtlich bei den Mitgliedsorganisationen der FIP arbeiten. Diese sollten durch Fragestellungen, die zu sehr in rechtliche Details gehen, und durch einen zu großen Umfang der Fragen nicht demotiviert werden. Die Fragen sind zum Teil offen und zum Teil geschlossen formuliert worden, wobei aus dem gleichen Grund wie beim Gesamtumfang des Fragebogens die geschlossenen Fragen überwiegen und vor allem zu Beginn eines neuen rechtlichen Aspektes stehen, damit die Leserin oder der Leser einen leichten Einstieg finden konnte. Der Fragebogen ist nur in Englisch verfasst worden, weil davon ausgegangen worden ist, dass zur Kommunikation Englisch bei den Mitgliedsorganisationen der FIP am weitesten verbreitet ist. Er ist vorab mit einem Fachvertreter der WHO inhaltlich abgestimmt worden.

Zur Befragung der deutschen Patienten ist ein detaillierter Fragebogen erstellt worden, in dem die Patienten neben einigen wenigen persönlichen Angaben ihre Meinungen zum Thema Arzneimittelfälschung äußern sollten. Dabei ist ein Verfahren eingesetzt worden, bei dem die Patienten unter verschiedenen Möglichkeiten mehrfach auswählen konnten, welche Vorstellungen und Erfahrungen sie mit Arzneimittelfälschungen verbinden. Die Fragebögen sind überwiegend in Apotheken eingesetzt worden, wobei sowohl die Mitarbeiter der Apotheken die Patienten direkt befragt haben als auch die Patienten die Möglichkeit hatten, den Fragebogen selbst entweder direkt in ihrer Apotheke oder zu Hause auszufüllen.

5 Arzneimittelfälschungen in Vergangenheit und Gegenwart

5.1 Definitionen des Begriffs „Arzneimittelfälschung“

Gefälschte Arzneimittel (engl. „Counterfeit Drugs“ oder „Counterfeit Medicines“) gibt es vermutlich so lange wie es Arzneimittel gibt. Dabei stellt sich zunächst die Frage, was unter gefälschten Arzneimitteln zu verstehen ist. Es gibt mehrere Ansätze, diese in Definitionen zu beschreiben, die versuchen, möglichst viele Aspekte einzubeziehen. Die Weltgesundheitsorganisation WHO hat folgende Definition für Arzneimittelfälschungen formuliert:

> „A counterfeit medicine is one which is deliberately and fraudulently mislabeled with respect to identity and/or source. Counterfeiting can apply to both branded and generic products and counterfeit products may include products with the correct ingredients or with the wrong ingredients, without active ingredients, with insufficient active ingredients or with fake packaging.” („Ein gefälschtes Arzneimittel ist eins, das vorsätzlich und in betrügerischer Absicht in Bezug auf Identität und/oder Herkunft falsch etikettiert ist. Fälschungen können sowohl Markenprodukte als auch Generika betreffen und gefälschte Arzneimittel können Produkte mit den richtigen oder falschen Inhaltsstoffen, ohne Wirkstoffe, mit zu wenigen Wirkstoffen oder mit gefälschter Verpackung einschließen.“)[6]

Demnach können gefälschte Arzneimittel sowohl die richtigen als auch falsche Inhaltsstoffe sowie keinen Wirkstoff oder nur eine ungenügende Menge an Wirkstoffen besitzen. Auch die Verpackung wird in die Definition mit einbezogen. Somit kann es sich bei Arzneimittelfälschungen um Originalarzneimittel in falschen Verpackungen oder umgekehrt um verfälschte oder auch falsche Wirkstoffe in Originalverpackungen handeln. Die oben zitierte Definition der Weltgesundheitsorganisation ist im

Vergleich zur Definition der WHO von 1992, die im September 2006 unter der gleichen Internetadresse noch zu lesen gewesen ist, in zwei Punkten verändert. Zum einen wird ausdrücklich betont, dass Fälschungen sowohl Marken-Arzneimittel als auch Generika betreffen. Offenbar hat es diesbezüglich in der Vergangenheit Unsicherheiten gegeben, so dass man mit dieser Klarstellung der Ansicht entgegentreten möchte, Fälschungen betreffen nur Originalpräparate und nicht Generika. Auf Grund der meist höheren Preise waren jedoch vorrangig Originalarzneimittel von Fälschungen betroffen. Bei Absätzen in großen Mengen sind aber auch Generika wirtschaftlich lukrativ. Zum anderen spricht die Definition im Zusammenhang mit dem Wirkstoff davon, dass gefälschte Arzneimittel den Wirkstoff bzw. die Wirkstoffe gar nicht oder nicht ausreichend enthalten. Die Definition von 1992 spricht dagegen von inkorrekten Mengen an Wirkstoffen und schließt dadurch neben den beiden bereits genannten Varianten auch die Möglichkeit mit ein, dass ein gefälschtes Arzneimittel eine zu große Menge an Wirkstoff enthalten kann. Diese Möglichkeit ist durchaus nicht abwegig, wenn man bedenkt, dass ein Wirkstoff bei der Beschaffung nicht immer teuer sein muss und bei der Herstellung unter ungenügenden technologischen Bedingungen und mangelndem Fachwissen der an der Produktion beteiligten Personen die Quantifizierung des Wirkstoffes in beide Richtungen von der korrekten bzw. deklarierten Menge abweichen kann. Diese Möglichkeit wird aber von der aktuellen Definition der WHO nicht abgedeckt. Der Internationale Verband von Arzneimittelherstellern und Arzneimittelverbänden (International Federation of Pharamceutical Manufacturers and Associations, IFPMA) zitiert auf seiner Webseite zum Thema gefälschte Arzneimittel nach wie vor die WHO-Definition von 1992.[6,7]

Wie bereits erwähnt gibt es neben der WHO-Definition noch weitere Ansätze, gefälschte Arzneimittel zu charakterisieren. Viele Staaten haben eigene Definitionen, wobei in manchen nicht zwischen gefälschten und minderwertigen,

d. h. den jeweiligen Qualitätsanforderungen nicht entsprechenden Arzneimitteln unterschieden wird. Der „Federal Food, Drug and Cosmetic

Act" der USA definiert gefälschte Arzneimittel beispielsweise folgendermaßen:

> „The term 'counterfeit drug' means a drug which, or the container or labeling of which, without authorization, bears the trademark, trade name, or other identifying mark, imprint, or device, or any likeness thereof, of a drug manufacturer, processor, packer, or distributor other than the person or persons who in fact manufactured, processed, packed, or distributed such drug and which thereby falsely purports or is represented to be the product of, or to have been packed or distributed by, such other drug manufacturer, processor, packer, or distributor." („Der Ausdruck ‚gefälschtes Arzneimittel' bezeichnet ein Arzneimittel, auf dem, auf dessen Behältnis oder in dessen Beschriftung ohne Genehmigung ein Warenzeichen, der Handelsname, ein Aufdruck, ein Emblem oder irgendein sonstiges Kennzeichen eines Arzneimittelherstellers, -verarbeiters oder -vertreibers steht, der nicht die Person oder die Personengruppe ist, die das Arzneimittel wirklich hergestellt, verarbeitet, verpackt oder vertrieben hat, und das dadurch fälschlicherweise den Anschein erweckt oder so dargestellt wird, als ob es von jenen Arzneimittelherstellern, -verarbeitern, -verpackern oder -vertreibern hergestellt, verpackt oder vertrieben wurde.")[8]

Beim Vergleich der Definitionen für gefälschte Arzneimittel der WHO und des „Federal Food, Drug and Cosmetic Act" der USA fällt auf, dass die US-amerikanische Definition ausschließlich markenrechtliche Aspekte betrachtet und nicht auf pharmazeutische und qualitätsbezogene Belange eingeht. Die Begriffe Wirkstoff oder Inhaltsstoff kommen in ihr im Gegensatz zur WHO-Definition nicht vor, somit wird die besondere Gefährlichkeit einer Fälschung im Arzneimittelbereich im Vergleich zu anderen Produkten wie Uhren oder Kleidungsstücken nicht deutlich.

Andere Länder haben die Definition der WHO in ihre Gesetzgebung übernommen. Die Tatsache, dass es bisher keine weltweit akzeptierte einheitliche Definition für gefälschte Arzneimittel gibt, ist ein Beispiel dafür, dass ein Informationsaustausch darüber zwischen den Staaten unzureichend entwickelt ist. Außerdem ist dadurch die Möglichkeit, das wahre Ausmaß der Arzneimittelfälschungen weltweit einzuschätzen, sehr eingeschränkt.[9]

5.2 Das Ausmaß von Arzneimittelfälschungen

Qualitativ minderwertige Arzneimittel sind nicht erst ein Problem unserer Zeit. So hat in der Antike der griechische Arzt und Pharmakologe Dioscurides über gefälschte Arzneimittel berichtet und Hinweise gegeben, woran man Fälschungen erkennen kann.
Im 20. Jahrhundert sind zwei Gesetze der USA aufgrund gefälschter bzw. verunreinigter Arzneimittel auf den Weg gebracht worden: Der „Biologics Act" von 1902 ist aufgrund eines mit Tetanusbakterien verunreinigten Diphterie-Serums, nach dessen Verabreichung zehn Kinder gestorben waren, erlassen worden; der „Federal Food, Drug and Cosmetic Act" von 1938, der als erstes Arzneimittelgesetz der USA gilt, ist die Folge eines Sulfonamid-Saftes, dessen Grundlage Diethylenglykol gewesen ist und nach dessen Einnahme mehr als 100 Menschen gestorben waren. Auch in die Literatur hat das Phänomen der Arzneimittelfälschungen Eingang gefunden. Der berühmte britische Schriftsteller Graham Greene berichtet in seinem Roman „Der dritte Mann", der im besetzten Wien nach dem Zweiten Weltkrieg spielt, vom Handel mit gestohlenem und gestrecktem Penicillin und dessen schädigenden Folgen für viele Patienten.

Bereits 1988 hat die WHO ein Programm ins Leben gerufen, das sich mit Arzneimittelfälschungen beschäftigt. Dennoch sind in den letzten 20 Jahren weltweit immer wieder Fälle von Arzneimittelfälschungen aufgetreten, von denen einige hier genannt werden: 1992 sind in Brasilien wirkstofffreie Kontrazeptiva aufgetreten mit der Folge unerwünschter Schwangerschaften. 1995 ist während einer Meningitisepidemie in Niger ein wirkstofffreier Impfstoff vertrieben worden, der 50.000 Menschen gespritzt worden ist. 1998 sind in Indien Kinder, die einen Paracetamolhaltigen Saft eingenommen haben, aufgrund eines giftigen Zusatzes gestorben. Der Saft hat ebenso wie der Sulfonamidsaft in den USA aus den 1930er Jahren das giftige Diethylenglykol enthalten. 2002 sind in der Schweiz gefälschte Arzneimittel gegen erektile Dysfunktion gefunden worden, und im gleichen Jahr sind in Deutschland gefälschte Chargen des Antikoagulans Fraxiparin® des Herstellers GlaxoSmithKline aufgetaucht. Diese letzten beiden Beispiele machen deutlich, dass die europäischen Länder keineswegs vor gefälschten Arzneimitteln verschont bleiben und gefälschte Arzneimittel nicht nur auf Entwicklungsländer beschränkt sind.[9,10]

Allerdings ist es schwierig, das Ausmaß der Arzneimittelfälschungen weltweit einzuschätzen. Die Zahlen darüber sowie über die Verteilung auf die verschiedenen Kategorien von Arzneimittelfälschungen variieren entsprechend den verschiedenen Quellen. Auch die Zahl und die Definitionen der Kategorien gefälschter Arzneimittel sind nicht einheitlich. Die WHO spricht in einem Überblick über das Thema von sechs Kategorien, der German Pharma Health Fund e. V. (GPHF), ein gemeinnütziger Verein, der von mehreren deutschen forschenden Arzneimittelherstellern gegründet worden ist, dagegen nur von vier Gruppen von Fälschungen. Es zeigt sich allerdings übereinstimmend, dass ein Großteil der gefälschten Arzneimittel entweder keinen Wirkstoff oder nicht die richtige Menge desselben enthält. Einen bedeutenden Anteil haben noch Produkte mit falschen Wirkstoffen, während Kopien des Originalpräparates bzw. Fälschungen mit der richtigen Menge des richtigen Wirkstoffes eher gering sind.[6,11,12]

Wie schon erwähnt kann es bei der Frage, welchen Anteil gefälschte Arzneimittel im Markt für Medikamente heute haben, nur Schätzungen geben, da man nicht alle Fälschungen entdeckt. Das betrifft auch die Frage, welche Wirkstoffe und Wirkstoffgruppen von diesem Phänomen

besonders betroffen sind, sowie die Verteilung auf verschiedene Länder und Regionen der Erde.
Sowohl die WHO als auch die US-amerikanische Arzneimittelbehörde FDA gehen davon aus, dass ungefähr zehn Prozent aller Arzneimittel weltweit Fälschungen sind.[13] Dabei sind sowohl teure als auch preiswerte Arzneimittel, Originalpräparate und Generika betroffen. Die WHO geht davon aus, dass Arzneimittelfälschungen am häufigsten in denjenigen Gegenden der Welt vorkommen, in denen die behördliche Aufsicht und gesetzliche Regelungen am wenigsten entwickelt sind. Dadurch entsteht folgende Einteilung nach Regionen und Häufigkeiten:

In den meisten Industrieländern, die ein effektives Zulassungs- und Kontrollsystem haben, beträgt der Anteil der gefälschten Arzneimittel weniger als ein Prozent des Handelswertes für Arzneimittel. Die WHO zählt zu diesen Ländern die meisten EU-Staaten, die USA, Kanada, Japan, Australien und Neuseeland.
Viele Länder in Afrika und Teilen von Asien und Lateinamerika gehören zu den Regionen, in denen mehr als 30 Prozent der zum Verkauf angebotenen Arzneimittel gefälscht sein können, während es in anderen Gegenden dieser Länder weniger als zehn Prozent sind. Entsprechende Unterschiede können beispielsweise zwischen ländlichen und städtischen Regionen bestehen.
Viele Länder der ehemaligen Sowjetunion weisen einen Anteil gefälschter Arzneimittel von ca. 20 Prozent des Marktwertes auf. Damit fallen sie in den Bereich der Entwicklungsländer.[14]

Demnach ist in Entwicklungsländern die Situation besonders prekär: Laut einer anderen Quelle[15] nimmt die WHO an, dass in vielen dieser Länder sogar jedes zweites Medikament eine Fälschung ist. Der inzwischen aufgelöste German Pharma Health Fund e.V. (GPHF), der sich auf die Qualitätssicherung der Arzneimittelversorgung in Entwicklungsländern konzentriert hat, geht von Fälschungsquoten in einigen Regionen der Erde von über 70 Prozent, bei einzelnen Arzneimitteln sogar von bis zu 100

Prozent aus. Gefälscht werden dort vor allem Antibiotika, Virostatika und Arzneimittel gegen Malaria und gegen Tuberkulose.[13,15,16]

In den Industrieländern scheint die Situation nicht ganz so dramatisch zu sein, doch auch hier wächst das Problem. Zwischen 1996 und 2005 sind in Deutschland zwei Totalfälschungen, d. h. Arzneimittel, die gefälschte, falsche oder keine Wirkstoffe enthalten, bekannt geworden. Diese Zahl ist zwar nicht hoch, aber in der Europäischen Union sind zwischen 2002 und 2006 170 Angebote gefälschter Medikamente bekannt geworden. Dabei ist der Handel oft über das Internet abgewickelt worden. Im Jahr 2006 hat der Zoll an den EU-Außengrenzen 2,5 Millionen Einheiten gefälschter Arzneimittel sichergestellt, ein Zuwachs im Vergleich zum Jahr 2005 von 2 Millionen Einheiten. Dieser Anstieg ist zum Teil auf die gestiegenen Untersuchungen des Zolls zurückzuführen, zeigt aber dennoch, wie sehr das Problem wächst. Dabei ist die hohe Dunkelziffer noch nicht einmal berücksichtigt. 80 Prozent dieser sicher gestellten Fälschungen stammen aus Indien, China und den Vereinigten Arabischen Emiraten. Bei den Präparaten handelt es sich in erster Linie um so genannte Lifestyle-Medikamente, Wachstumshormone zum Muskelaufbau, Schlafmittel, Mittel zur Behandlung der erektilen Dysfunktion und Virostatika (Tamiflu®). Bei einem Teil dieser Arzneimittel kommt den Fälschern bzw. illegalen Anbietern der Umstand entgegen, dass viele Abnehmer anonym bleiben möchten.[16,17]

5.3 Potenzielle Auswirkungen von Arzneimittelfälschungen auf die Gesundheit der Bevölkerung

Gefälschte Arzneimittel entsprechen in Bezug auf Wirksamkeit, Unbedenklichkeit und Qualität in der Regel nicht ihren echten Vorbildern. Selbst wenn sie eine gute Qualität besitzen und die richtige Menge des angegebenen Wirkstoffes enthalten, entziehen sie sich der staatlichen bzw. gesellschaftlichen Kontrolle, was einen großen Unsicherheitsfaktor darstellt. Ein notwendiges Eingreifen des Staates bei Notfällen (wie z. B.

Rückruf von Arzneimitteln bei neuen Erkenntnissen, die einen Wirkstoff als nicht mehr unbedenklich erscheinen lassen) ist bei ihnen nicht in gleichem Maße möglich wie bei zugelassenen Arzneimitteln.
Doch die meisten bisher entdeckten gefälschten Arzneimittel haben nicht die gewünschte Wirkung, weil sie entweder gar keinen Wirkstoff, die falsche Menge des Wirkstoffes oder einen anderen als den angegebenen Wirkstoff enthalten. Die Verwendung dieser Produkte kann die Therapiezeiten der Patienten verlängern, weil sie auf die Behandlung nicht schnell und ausreichend ansprechen. Bei Antibiotika ist das besonders gefährlich, weil dies zur Entstehung resistenter Stämme führen kann und dadurch viele Menschen gefährdet, bei denen die angewendeten und normalerweise wirksamen Arzneistoffe nicht helfen. Wie bei den Beispielen gefälschter Arzneimittel erwähnt, können sie auch zum Tod von Menschen führen, wenn toxische Stoffe enthalten sind.
Die Folge solcher Effekte ist, dass das Vertrauen der Menschen in Arzneimittel und ihre Hersteller sowie das gesamte Gesundheitssystem mit seinen Beteiligten wie Apothekern und Ärzten sinkt.[6]

5.4 Gründe für die Fälschung von Arzneimitteln

Es gibt viele Gründe, weshalb sich Arzneimittel zum Fälschen besonders eignen. Auf der einen Seite sind sie im Verhältnis zu ihrer Masse und ihrem Volumen sehr hochwertige Produkte, und die Nachfrage nach ihnen ist beständig. Auf der anderen Seite sind die Produktionskosten für Fälscher vergleichsweise niedrig. Man kann statt der Inhaltsstoffe billige Ersatzstoffe verwenden oder die Wirkstoffe ganz weglassen. Man benötigt zur Produktion keine große Infrastruktur oder aufwendige Anlagen, und selbstverständlich entstehen keine Kosten zur Qualitätssicherung wie bei pharmazeutischen Unternehmen, die sich in vielen Ländern an Richtlinien zur Guten Herstellungspraxis (Good Manufacturing Practice, GMP) zu halten haben. Dadurch sind die Gewinnmargen der Fälscher sehr hoch. Ein gefälschtes Arzneimittel kann einen Patienten leicht täuschen, besonders dann, wenn es aus einer vermeintlich seriösen Bezugsquelle stammt. Dazu kommt, dass die Patienten ihre Arzneimittel häufig von Ärzten verschrieben bekommen und deshalb das Produkt, das sie erhalten sollen, nicht kennen. Auch wenn Patienten ihre Arzneimittel selbst aussuchen, fehlt ihnen in der Regel das Fachwissen dafür, Medikamente mit guter Qualität herauszusuchen oder sogar eine Fälschung zu erkennen.[6]

Neben diesen Gründen nennt die WHO auf ihrer Website noch eine ganze Reihe weiterer Umstände, die die Fälschung von Arzneimitteln begünstigen und vor allem politische und gesellschaftliche Hintergründe haben:

Es fehlt am politischen Willen und Engagement, die Herstellung von Arzneimitteln sowie den gesamten Arzneimittelverkehr zu überwachen und dazu die nötigen Behörden zu schaffen und entsprechende Kapazitäten bereitzustellen.
Obwohl eine passende Arzneimittelgesetzgebung die Basis für die Steuerung des gesamten Arzneimittelverkehrs darstellt, ist diese nicht in allen Ländern vorhanden, und nur ganz wenige Länder haben spezielle Vorschriften in Bezug auf Arzneimittelfälschungen. Das führt häufig dazu, dass das Fälschen von Arzneimitteln entweder keine Straftat darstellt und deshalb auch nicht verfolgt wird, oder dass die angedrohten Strafen nicht abschreckend genug sind.
Es gibt keine oder nur schwache Arzneimittelbehörden: Die WHO geht davon aus, dass nur etwa 20 Prozent ihrer Mitgliedsstaaten die Herstellung von und den Verkehr mit Arzneimitteln angemessen regulieren können. Ungefähr 50 Prozent der Staaten steuern den Umgang mit Arzneimitteln auf verschiedenen Entwicklungsstufen. Die verbleibenden 30 Prozent haben entweder gar keine Regeln in Bezug auf Arzneimittel oder kaum die Leistungsfähigkeit zur Steuerung.
Geringe Durchsetzung von Strafen trotz bestehender Vorschriften und Gesetze führt dazu, dass Fälscher keine Angst vor Verfolgung und Verhaftung haben. Nachsicht auf diesem Gebiet ermutigt sie sogar, insbesondere dann, wenn die Strafen für das Fälschen anderer Produkte höher sind als für die Fälschung von Arzneimitteln.

Wenn entsprechende Regeln nicht durchgesetzt werden und die zuständigen Behörden nicht verantwortlich und transparent arbeiten, hat dies häufig korruptes Verhalten der zuständigen Mitarbeiter zur Folge.
Eine das Angebot übersteigende Nachfrage nach Arzneimitteln führt oft dazu, dass diese Situation von Fälschern ausgenützt wird. Ein wichtiger Punkt in diesem Zusammenhang ist, dass das falsche oder missbräuchliche Anwenden von Arzneistoffen das Angebot für bedürftige Patienten verknappt und dadurch ein Teufelskreis an Fälschungen entstehen kann.
Wenn die Preise für Arzneimittel vergleichsweise hoch und außerdem Preisunterschiede für identische Arzneimittel erlaubt sind, ist dies ein Anreiz, gefälschte Arzneimittel günstiger anzubieten. Dies ist für die Fälscher wegen der schon erwähnten geringeren Produktionskosten im Vergleich zu zugelassenen Arzneimittelherstellern in der Regel kein Problem.
Für die effektive Kontrolle des Arzneimittelmarktes und die Durchsetzung der dazugehörenden Regeln ist eine Zusammenarbeit vieler Beteiligter, wie z. B. der Aufsichtsbehörden, der Polizei und der Justiz, der Pharmazeutischen Industrie, der Groß- und Zwischenhändler sowie der Apotheken, unverzichtbar. Diese Zusammenarbeit ist aber nicht immer gegeben, so dass ein Vorgehen gegen Fälschungen und Fälscher schwierig ist und der Markt gefälschter Arzneimittel wächst.
In vielen Ländern unterliegen Arzneimittel, die für den Export bestimmt sind, nicht den gleichen Vorschriften wie die Arzneimittel für den einheimischen Markt. Außerdem werden Arzneimittel nicht selten über Freihandelszonen exportiert, in denen die Vorschriften ungenügend sind und Arzneimittel umgepackt und neu etikettiert werden. Diese Art von Handel bietet Arzneimittelfälschern vielfältige Möglichkeiten, ihre Produkte in die Versorgungskette einzuschleusen.
Arzneimittel gelangen in der Regel nicht direkt vom Hersteller zum Patienten, sondern über den Großhandel und die Apotheken. Genau so wenig gelangen sie im internationalen Handel direkt vom exportierenden in das importierende Land, sondern über mehrer andere Länder und Handelshäuser. Eine durchgehende Kontrolle dieses Verkehrs ist häufig

nicht gewährleistet, was ebenso wie bei den Freihandelszonen Fälschern Möglichkeiten bietet, ihre Produkte abzusetzen.[6]

5.5 Die Rolle des Versandhandels und des Internet

Bis einschließlich 2003 war der Versandhandel mit apothekenpflichtigen Arzneimitteln in Deutschland nicht erlaubt. Der Erwerb dieser Arzneimittel konnte nur in einer öffentlichen Apotheke erfolgen. Da die Ausgaben für Arzneimittel einen großen Anteil an den Gesamtausgaben der gesetzlichen Krankenkassen haben, wird auf unterschiedlichen Wegen versucht, die Kosten zu reduzieren oder zumindest nicht weiter ansteigen zu lassen. Aus diesem Grund ist der Versandhandel und damit auch der Handel über das Internet mit Arzneimitteln durch das „Gesetz zur Modernisierung der Gesetzlichen Krankenversicherung" (GKV-Modernisierungsgesetz, GMG) in Deutschland ab 2004 zugelassen worden. Das Bundesministerium für Gesundheit und Soziale Sicherung (BMGS) hat dazu im März 2004 eine „Bekanntmachung von Empfehlungen zum Versandhandel und elektronischen Handel mit Arzneimitteln" herausgegeben, die sich unter anderem mit der Gestaltung von Webseiten beim Internethandel mit Arzneimitteln beschäftigt.[18] Den Patienten ist von der Politik außerdem empfohlen worden, sich Arzneimittel auf diesem Weg zu beschaffen. Dies wird auch von verschiedenen Krankenkassen unterstützt.

> „Versandhandel mit Arzneimitteln: Mehr Wettbewerb durch Bestellung per Post oder Internet
> Wie in anderen europäischen Ländern längst üblich, ist nun der Versandhandel mit Arzneimitteln auch in Deutschland freigegeben. Öffentliche Apotheken müssen sich dem Wettbewerb mit den Versandapotheken stellen. Für Versandapotheken gelten dabei selbstverständlich die gleichen hohen Maßstäbe im Hinblick auf

Verbraucherschutz und Arzneimittelsicherheit, wie man das auch von der öffentlichen Apotheke vor Ort kennt."[19]

Nach Angaben des Bundesverbandes Deutscher Versandapotheken (BVDVA) gibt es in Deutschland zurzeit über 1400 Versandapotheken, die Arzneimittel über das Internet und den klassischen Versandhandel anbieten. Dabei liegt in Deutschland der Marktanteil des Versandhandels bei ca. vier Prozent des Arzneimittelumsatzes im Vergleich zu ca. 15 Prozent in den USA. Nach der Auffassung des BVDVA hat die Zulassung des Versandhandels von Arzneimitteln positive Folgen für die Patienten, da er mit günstigen Preisen, Gutscheinen, Bonusmodellen und Rabattsystemen neue Dynamik und Wettbewerb in den Apothekenmarkt und dadurch Vorteile für die Patienten bringe. Der BVDVA spricht allerdings auch das Problem der Arzneimittelfälschungen an und betont, dass es beim Erwerb von Medikamenten bei ausländischen Arzneimittelhändlern Gefahren gebe im Gegensatz zu den deutschen Versandapotheken. Er hat deshalb ein Merkblatt mit dem Titel „Woran erkenne ich eine seriöse Versandapotheke? Verbrauchertipps zum sichereren Arzneiversandhandel" herausgegeben, das den Patienten Hinweise gibt, worauf sie im Internet bei Versandapotheken achten sollten, um seriöse Anbieter von unseriösen unterscheiden zu können. Die Patienten sollen u. a. darauf achten, dass die Versandapotheke eine nach deutschem Recht zugelassene öffentliche Apotheke und Versandapotheke ist, dass sie alle in Deutschland zugelassenen Arzneimittel liefert, nicht für rezeptpflichtige Arzneimittel zum Kauf wirbt und nicht die Ausstellung von Rezepten anbietet.[20,21]

Im Gegensatz zum BVDVA wird der Internethandel mit Arzneimitteln von vielen Experten generell als großes Problem angesehen, da dadurch Arzneimittelfälschungen in größerem Umfang an die Patienten gelangen können. Dabei scheint es nicht von Belang zu sein, ob die Versandapotheke in Deutschland ihren Sitz hat oder nicht. Internetseiten lassen sich leicht manipulieren, und den Patienten können Tatsachen wie deutsche Zulassung und Kontrolle ohne große Probleme vorgetäuscht werden, wie es auch schon von Experten zu Demonstrationszwecken versucht und der Fachöffentlichkeit präsentiert worden ist.[19] Die Schlussfolgerung ist, dass es unmöglich ist zu prüfen, ob sich hinter einer Internet-Apotheke wirklich eine reale Apotheke befindet, zumal es in Deutschland keine Überwachungsbehörde gibt, die technisch und personell in der Lage ist, deutsche und ausländische Arzneimittelangebote zu überprüfen und dadurch die Patienten zu schützen. Auch das inzwischen vom BVDVA entwickelte und an seine Mitglieder verliehene Gütesiegel für Versandapotheken, anhand dessen sich Patienten absichern können sollen, scheint nicht wirklich eine Hilfe zu sein, obwohl der BVDVA betont, dass dieses Sicherheit biete. Diese mangelnde Überprüfungsmöglichkeit auf Qualität und Legalität macht den Internethandel zu einer gefährlichen Quelle für Arzneimittelfälschungen. Hinzu kommt, dass Arzneimittel seit einigen Jahren auch per E-Mail (SPAM) angeboten werden, wobei die Wahrscheinlichkeit, dass es sich dabei um gefälschte Produkte handelt, besonders hoch ist.[19]

Auch Behörden warnen immer wieder vor gefälschten Arzneimitteln aus dem Internet. Im Jahr 2007 hat die amerikanische Arzneimittelbehörde FDA in diesem Zusammenhang auf Fälschungen von Xenical® hingewiesen, einem Arzneimittel des pharmazeutischen Unternehmens Hoffman La-Roche, das als Original den Wirkstoff Orlistat enthält und gegen Adipositas eingesetzt wird. In den Monaten davor waren der Behörde drei Fälle von Fälschungen dieses Arzneimittels bekannt geworden, von denen zwei keinen Wirkstoff enthielten und das dritte das Anitadipositum Sibutramin. Die Internetadressen der Anbieter sind ebenfalls veröffentlicht worden, allerdings sind die Anbieter nicht ausfindig zu machen. Unter zwei von den von der FDA veröffentlichten Internetadressen befinden sich auch deutschsprachige Seiten. Das zeigt, dass die deutschen bzw. deutschsprachigen Patienten ebenfalls gefährdet sind. Politisch scheint sich auf diesem Gebiet in Deutschland zurzeit etwas zu bewegen: Nordrhein-Westfalen möchte über den Bundesrat eine Gesetzesinitiative zur Beschränkung des Versandhandels mit verschreibungspflichtigen Arzneimitteln starten, wird dabei aber nicht von allen Bundesländern unterstützt, insbesondere der saarländische Gesundheitsminister Josef Hecken lehnt sie ab.[22,23,24]

Xenical® ist gleichzeitig ein gutes Beispiel, um sich die Situation der Patienten vor Augen zu führen: Vielen Menschen mit Adipositas ist es womöglich unangenehm, darüber zu sprechen. Da das Arzneimittel in Deutschland verschreibungspflichtig ist, erfordert dessen Erwerb einen Besuch bei einem Arzt, um das benötigte Rezept zu erhalten. Ebenfalls unangenehm ist vielleicht anschließend der Besuch in der Apotheke, in der man das Rezept abgeben muss. Da ist die Möglichkeit, das Arzneimittel im Internet zu bestellen, ohne wohlmeinende Ratschläge zu erhalten, für einige vermutlich verlockend bzw. bietet die Möglichkeit, das Arzneimittel auch dann zu erhalten, wenn der Arzt dessen Verschreibung abgelehnt hat und den Patienten auf andere Möglichkeiten zur Gewichtsreduzierung verwiesen hat.

Das Zentrallabor Deutscher Apotheker (ZL) hat im Februar 2007 die Ergebnisse einer Untersuchung mit im Internet bestellten Propecia®-Präparaten veröffentlicht. Propecia® enthält den Wirkstoff Finasterid, wird gegen frühe Stadien des Haarausfalls bei Männern (androgenetische Alopezie) eingesetzt und ist in Deutschland verschreibungspflichtig. Das ZL hat Testkäufe im Internet durchgeführt und 24 Internetadressen ausgesucht, die auf zwielichtige Anbieter hingedeutet haben, betont dabei jedoch, dass es selbst Experten schwer fällt, im Internet seriöse Anbieter von unseriösen zu unterscheiden. Bei 19 Websites konnte Propecia® bestellt werden, 12 Anbieter haben insgesamt 14 Produkte geliefert, wobei bei keinem der Anbieter eine gültige ärztliche Verschreibung dafür notwendig gewesen ist. Die Lieferungen kamen aus China, Australien und den USA. Zum Teil waren die Pakete als Geschenke deklariert, um Zollkontrollen zu umgehen. Unter den gelieferten Produkten waren sechs Fälschungen, die das ZL in Bezug auf die pharmazeutische Qualität genauer untersucht und dabei die Vorgaben des US-amerikanischen Arzneibuches (USP 29) zu Grunde gelegt hat. Keines der untersuchten

Produkte konnte die Anforderungen der USP erfüllen. Vier Präparate haben keinen Wirkstoff enthalten, zwei nur einen Gehalt von 66 Prozent der angegebenen Wirkstoffmenge. Dabei betont das ZL, dass sich die gefälschten Tabletten rein äußerlich vom Original oft nicht unterscheiden lassen. Ein weiterer Punkt der Untersuchung sind die Kosten für die Besteller gewesen. Die Preise für die Propecia®-Präparate waren in der Mehrzahl deutlich höher als der festgelegte deutsche Apothekenabgabepreis. Das ZL kommt durch diese Untersuchung zu dem Schluss, dass derartige Bestellungen im Internet vor allem ein gesundheitliches Risiko für die Patienten darstellen und die Patienten auch keine Kosten sparen.[25]

Die aufgeführten Beispiele machen deutlich, dass der Versandhandel bzw. Internethandel mit Arzneimitteln für die Patienten nicht ungefährlich ist, auch wenn es sicherlich seriöse Versand- bzw. Internetapotheken gibt. Dennoch stellt sich die Frage, ob die Zulassung des Versandhandels mit Arzneimitteln in Deutschland im Jahr 2004 eine sinnvolle Entscheidung gewesen ist. Viele Experten bezweifeln das und fordern deshalb dessen Rücknahme zumindest für verschreibungspflichtige Arzneimittel. Der BVDVA betont dagegen, dass seine Mitglieder zuverlässig sind und bei verschreibungspflichtigen Arzneimitteln vor deren Lieferung ein gültiges Rezept verlangen. Vermutlich ist es für Patienten eine gute Absicherung, sich bei der Suche nach einer Internetapotheke an der Mitgliederliste des BVDVA zu orientieren, was nicht heißt, dass es nicht auch weitere seriöse Anbieter, auch im Ausland, gibt. Die laufenden Diskussionen zeigen, wie vielschichtig und schwierig das Thema Arzneimittelfälschungen und Internet ist. Es bleibt abzuwarten, in welche Richtung diesbezüglich die Entwicklung nicht nur in Deutschland geht.

5.6 Vorgehen gegen Arzneimittelfälschungen

5.6.1 Die Arbeit der Weltgesundheitsorganisation WHO

Um gegen Arzneimittelfälschungen vorgehen zu können, ist es notwendig, dass diese zunächst als Problem in das Bewusstsein der Öffentlichkeit gelangen. Das Auftreten gefälschter Arzneimittel im internationalen Handel ist während einer Konferenz der WHO 1985 in Nairobi in Kenia zum ersten Mal als Problem erwähnt worden. Seitdem sind die Aufmerksamkeit und das Bewusstsein darum ständig gewachsen. Sowohl die Regierungen einiger Länder als auch einige Hersteller haben Anstrengungen unternommen, Arzneimittelfälschungen vorzubeugen bzw. zu verhindern. Außerdem hat die WHO von einigen ihrer Mitgliedsländer auf freiwilliger Basis Berichte über gefälschte Arzneimittel erhalten und gesammelt, so dass man heute weiß, dass gefälschte Arzneimittel nicht nur ein Problem der Entwicklungsländer, sondern auch der Industrieländer mit einem in der Regel gut ausgebautem Gesundheitswesen sind.[6]

1999 hat die WHO „Richtlinien für die Entwicklung von Maßnahmen zur Bekämpfung gefälschter Arzneimittel“ veröffentlicht, die u. a. Testmethoden für Arzneimittel und detaillierte Vorgehensweisen wie etwa die Einrichtung einer Arzneimittelaufsichtsbehörde in bestimmten Entwicklungsländern oder die Teilung von Verantwortlichkeiten enthalten.[26] Die Anzahl gefälschter Arzneimittel ist jedoch weiter gestiegen, und dieser Anstieg hat sich seit dem Jahr 2000 deutlich beschleunigt.[27] Die WHO hat deshalb weiterhin vielfältige Anstrengungen unternommen, um diesem Problem entgegenzuwirken. Sie haben im Jahr 2006 zur Gründung der Projektgruppe IMPACT geführt, die sich aus internationalen Organisationen, Nichtregierungsorganisationen, Arzneimittelbehörden, Strafverfolgungsbehörden, Verbänden von Arzneimittelherstellern und Großhändlern und weiteren Mitgliedern zusammensetzt. IMPACT steht dabei für „International Medical Products Anti-Counterfeiting Taskforce“ und soll die internationale Zusammenarbeit und den Informationsaustausch bei der Bekämpfung von Arzneimittelfälschungen verbessern. Fünf Arbeitsgruppen beschäftigen sich mit folgenden Themen:

Nationale Rechts- und Kontrollordnungen: Die gesetzlichen Bestimmungen vieler Länder sind oft nicht dazu geeignet, Arzneimittelfälschungen angemessen entgegenzuwirken. Die Strafen dafür sind häufig nicht hoch genug, um abschreckend zu wirken. IMPACT soll hier bestehende Gesetze analysieren und eine Reihe von Grundsätzen für eine passende Gesetzgebung einschließlich einer Definition für gefälschte Arzneimittel entwickeln.

Umsetzung von Überwachungen bzw. Kontrollen: In vielen Ländern ist die Arzneimittelaufsicht ineffektiv, vor allem auf dem Gebiet des Vertriebs. IMPACT soll diesen Ländern helfen, die Zusammenarbeit auf verschiedenen Ebenen zwischen Gesundheitsbehörden, der Polizei und der Justiz zu fördern und zu verbessern, da diese ein wesentliche Element für die Arzneimittelsicherheit darstellt.

Internationale Zusammenarbeit: IMPACT soll die Zusammenarbeit der Polizei-, Zoll- und Justizbehörden verschiedener Länder koordinieren, um gefälschte Arzneimittel entdecken und Fälscher verhaften zu können. Außerdem soll IMPACT geeignete Maßnahmen entwickeln, die es importierenden Ländern, besonders Entwicklungsländern, ermöglichen, gefälschte Arzneimittel auf ihren Märkten zu identifizieren. Für diese Länder ist es wichtig herauszufinden, welche Arzneimittel bei ihnen besonders oft als Fälschungen auftreten.

Einsatz geeigneter Technologien: Da der Zugang zu innovativen Technologien im Kampf gegen Arzneimittelfälschungen in den Ländern sehr unterschiedlich ist, soll IMPACT den Transfer zwischen Industrie- und Entwicklungsländern erleichtern und dabei helfen, langwierige Gesetzes- und Verwaltungsprozesse zu beschleunigen.

Förderung des allgemeinen Risikobewusstseins: IMPACT soll effektive Mechanismen entwickeln, um den Wissenstand über gefälschte Arzneimittel sowohl bei Fachleuten als auch in der breiten Öffentlichkeit zu erhöhen. Besondere Initiativen sind zum einen für Patienten vorgesehen, die ihre Arzneimittel über das Internet beziehen, um ihnen bewusst zu machen, welche Risiken sie beim Erwerb von Arzneimitteln aus unbekannten Quellen eingehen, und zum anderen für Menschen in sehr armen ländlichen Gegenden.[14,28]

Außerdem bietet die WHO seit dem Jahr 2005 auf ihrer Website die Möglichkeit, gefälschte bzw. verdächtige Arzneimittel über ein Schnellwarnsystem (Rapid Alert System, RAS) elektronisch der WHO anzuzeigen, wobei jedoch nicht ganz eindeutig ist, ob diese Möglichkeit bereits weltweit besteht. Hintergrund ist, dass dieses „Rapid Alert System for combating counterfeit medicines“ vom Regionalbüro der WHO für den West-Pazifik-Raum entwickelt worden ist und der Besucher der entsprechenden Webseiten den Eindruck haben kann, dass dieses Meldesystem nur auf diese Region begrenzt ist.[29] Die WHO bietet in ihrem Internetauftritt des weiteren sehr umfangreiche Informationen über gefälschte Arzneimittel und Hilfestellungen im Kampf dagegen, allerdings sind diese Informationen nicht immer systematisch aufbereitet, und auf manche Webseiten gelangt man eher zufällig statt durch gezielte Hinweise. Bestimmte Informationen tauchen auf verschiedenen Seiten mit unterschiedlichen Nuancen auf, so dass anscheinend einige Seiten nicht auf dem aktuellen Stand sind. Dazu kommt, dass die meisten Webseiten über gefälschte Arzneimittel zurzeit nur in Englisch verfügbar sind. Klickt man auf die anderen angebotenen Sprachen (Spanisch, Französisch, Russisch, Arabisch, Chinesisch), erfolgt in der Regel der Hinweis, dass diese in der gewünschten Sprache nicht existieren. Das ist ein offenkundiger Mangel, da man nicht davon ausgehen kann, dass alle Fachleute wie z. B. Ärzte oder Apotheker, die sich für dieses Thema interessieren und Informationen zum Schutz ihrer Patienten benötigen, Englisch gut genug beherrschen, um die gegebenen Hinweise umsetzen zu können.

Neben der WHO gibt es noch eine Reihe weiterer Organisationen, die Initiativen und Maßnahmen gegen gefälschte Arzneimittel ergriffen haben und dabei häufig mit der WHO zusammenarbeiten.

5.6.2 Initiativen der Internationalen Pharmazeutischen Gesellschaft FIP

Die Internationale Pharmazeutische Gesellschaft (Féderation Internationale Pharmaceutique, FIP), bemüht sich ebenfalls, Lösungen gegen das Problem der Arzneimittelfälschungen zu finden, um den Schutz der Patienten zu verbessern. Zu diesem Zweck hat sie 2003 zusammen mit der WHO eine Arbeitgruppe „Counterfeit Medicines" eingerichtet, der Apotheker aus verschiedenen Ländern und Arbeitbereichen (öffentliche Apotheken, pharmazeutische Industrie, Universitäten) angehören und die mit ihrem jeweiligen beruflichen Hintergrund den Kampf gegen Arzneimittelfälschungen unterstützen. Dazu gehört, das Wissen der Öffentlichkeit über gefälschte Arzneimittel und die Gefahren beim Bezug über das Internet zu erhöhen, Daten über die Zusammenarbeit mit Patienten zu sammeln und zur Verfügung zu stellen, das Anzeigen von Arzneimittelfälschungen zu unterstützen sowie die Ausbildung auf diesem Gebiet zu verbessern.[30] Die FIP bietet in ihrem Internetauftritt für öffentliche Apotheken ein einseitiges Formular zur Meldung gefälschter Arzneimittel. Das ausgefüllte Formular soll sowohl an die FIP als auch an die zuständige nationale Behörde geschickt werden, was schwierig sein kann, wenn man nicht weiß, welche Institution dafür zuständig ist. Eine Liste mit den Namen der zuständigen Stellen ist nicht aufgeführt. Die FIP bietet auch an, ein gefälschtes Arzneimittel direkt bei der WHO anzuzeigen, allerdings funktioniert der Link dorthin zurzeit nicht.[31] Jedoch gibt es in verschiedenen Sprachen eine Checkliste für die Untersuchung von Arzneimitteln, um verdächtige Produkte zur weiteren Prüfung zu identifizieren. Dieser auch in Deutsch verfügbare „Leitfaden für die visuelle Beschaffenheitsprüfung von Arzneimitteln" ist zusammen mit Mitgliedern des Weltbundes der Krankenschwestern und Krankenpfleger (International Council of Nurses) und Mitarbeitern des US-amerikanischen Arzneibuches (United States Pharmacopeia, USP) verfasst und von der FIP-Fachabteilung für Militär- und Notfallpharmazie modifiziert worden. Der Leitfaden richtet sich an die Angehörigen der Heilberufe und soll ihnen helfen, potenzielle gefälschte Arzneimittel visuell an verdächtigen Merkmalen zu erkennen, wie z. B. unsachgemäße Verpackungen,

Bezeichnungen oder Dosierungsangaben. Darüber hinaus gibt es auf der Website der FIP viele weitere Informationen wie Lehrmaterialien und Poster sowie Links zu anderen Organisationen, die ebenfalls gegen Arzneimittelfälschungen arbeiten. Auch für Patienten wird ein Informationsblatt („Pharmacist´s Advice to Patients") bereit gestellt, das kurz und prägnant die Problematik erläutert. In die jeweiligen Landessprachen übersetzt, könnte es über Apotheken weit verbreitet werden und dadurch gut zur Aufklärung der Bevölkerung beitragen.[32]

5.6.3 Maßnahmen der amerikanischen Arzneimittelbehörde FDA

In den USA ist auch die dortige Arzneimittelbehörde FDA (Food and Drug Administration) sehr aktiv im Kampf gegen Arzneimittelfälschungen. Sie hat im Jahr 2003 ebenfalls eine Arbeitsgruppe zu diesem Thema eingerichtet, die regelmäßig Berichte über gefälschte Arzneimittel und Vorschläge zu deren Bekämpfung unterbreitet wie etwa die flächendeckende Anwendung der Radiofrequenz-Identifikation (RFID) auf Arzneimittelpackungen. In ihrem Internetauftritt bietet die FDA umfangreiche und gut aufbereitete Informationen über gefälschte Arzneimittel an. So gibt es einen Leitfaden für Patienten, die Arzneimittel im Internet kaufen wollen, um sie vor unseriösen Anbietern zu schützen. Auch die im Mai 2007 von der FDA veröffentlichte Warnung über unseriöse Internetanbieter von Arzneimitteln ist hier aufgeführt.[33,34]

5.6.4 Zur Rolle deutscher Behörden

Vergleichbare Informationen für Patienten wie bei der FDA findet man auf den Webseiten deutscher Behörden bisher nicht. Weder in den Internetauftritten des Bundesministeriums für Gesundheit noch in denen des Bundesinstituts für Arzneimittel und Medizinprodukte oder der Bundeszentrale für gesundheitliche Aufklärung gibt es Hinweise für

Patienten zu diesem Thema.[35,36,37] Auf einer der Webseiten zur Gesundheitsreform wird das Thema im Zusammenhang mit dem Versandhandel von Arzneimitteln kurz erwähnt:

> „Wenn Patientinnen oder Patienten Arzneimittel über das Internet bestellen, sollten sie sich vergewissern, dass sie es mit einem seriösen Anbieter zu tun haben. Dies sind im Grundsatz alle Apotheken, die ihren Sitz in Deutschland oder in einem anderen EU-Staat haben. Keinesfalls sollten Patienten ihre Arzneimittel in Drittstaaten bestellen. Hier müssen sie damit rechnen, dass ihnen auch Arzneimittelfälschungen untergeschoben werden. Das Spektrum kann dabei von der Fälschung der Packung bis zur Totalfälschung des Arzneimittels reichen. Solche Produkte sind dann unter Umständen gesundheitsschädlich."[38]

Angesichts des hohen Gefährdungspotenzials, das Arzneimittelfälschungen für die Gesundheit der Bevölkerung haben, ist es unverständlich, dass das Informationsangebot nicht höher ist.

5.6.5 Das Verhalten der pharmazeutischen Unternehmen

Die Hersteller von Arzneimitteln sind bei dem Thema Arzneimittelfälschungen in einer schwierigen Situation. Auf der einen Seite geraten ihre Produkte durch Fälschungen in Verruf, so dass aufgrund eines Vertrauensverlustes ihr Image sowie der Umsatz ihrer Arzneimittel Schaden nehmen könnten. Aus diesem Grund haben die Unternehmen kein Interesse daran, dass ihre Arzneimittel als häufig gefälschte Produkte in das Bewusstsein der Bevölkerung geraten. Auf der anderen Seite ist es für die Unternehmen wichtig, die Qualität ihrer Produkte zu sichern und die Menschen auf Merkmale von Fälschungen hinzuweisen bzw. darauf aufmerksam zu machen, wenn Fälschungen ihrer Produkte im Umlauf sind. Ein offener Umgang könnte das Image der Unternehmen und das Vertrauen in ihre Produkte verbessern.

Eine Initiative im Kampf gegen gefälschte Arzneimittel ist das Minilab®, das von dem gemeinnützigen Verein German Pharma Health Fund (GPHF), dessen Mitglieder forschende Arzneimittelhersteller in Deutschland gewesen sind, entwickelt worden ist. Inzwischen gehört es zum Verein Global Pharma Health Fund (ebenfalls GPHF), der ausschließlich von dem deutschen pharmazeutischen Hersteller Merck getragen wird. Das Miniliab® ist ein kleines Labor, das in zwei Koffern untergebracht ist und dadurch gut transportiert werden kann. Mit dem Inhalt dieser beiden Koffer können mit einfachen und relativ preisgünstigen Methoden über 40 Arzneistoffe sowohl qualitativ als auch quantitativ bestimmt und dadurch zumindest ein Teil der Fälschungen identifiziert werden. 240 dieser Miniliabs® sind heute in 65 Ländern im Einsatz. Die Tatsache, dass Anwender dieses Miniliab® in einigen Ländern massiven Bedrohungen ausgesetzt sind und deshalb Polizeischutz benötigen, macht deutlich, wie stark sich dort vermutlich die kriminelle Infrastruktur gefälschter Arzneimittel entwickelt hat und welche wirtschaftliche Bedeutung sie wahrscheinlich besitzt.[39,40]

Das Beispiel des GPHF zeigt, dass die pharmazeutische Industrie das Problem erkannt hat und zum Teil offensiv angeht. Allerdings gilt das nicht für alle Hersteller von Arzneimitteln, und nach wie vor fallen konkrete Zahlen oft unter Geheimhaltung. Ein Grund dafür ist, dass die Hersteller einen weiteren Imageschaden ihrer Arzneimittel und dadurch zusätzliche wirtschaftliche Verluste befürchten. Es wird allerdings auch unter Ausschluss der Öffentlichkeit gegen Arzneimittelfälschungen vorgegangen, wie die Gründung des „Pharmaceutical Security Institute“ durch führende pharmazeutische Unternehmen offensichtlich macht. Dieses Institut sammelt Informationen über Arzneimittelfälschungen, die aber der Öffentlichkeit und auch der WHO nicht zugänglich sind.[41] Einige Spitzenverbände der deutschen pharmazeutischen Industrie sprechen das Problem jedoch sehr offen an, ohne jedoch einzelne Arzneimittel ihrer Mitgliedsunternehmen zu nennen. Der Bundesverband der Pharmazeutischen Industrie (BPI) hat im Jahr 2005 ein Positionspapier mit dem Titel „Bekämpfung von Arzneimittelfälschungen und Schutz der Patienten“ veröffentlicht, in dem er sowohl das Phänomen als auch Strategien dagegen ausführlich beschreibt.[42] Auch der Verband Forschender Arzneimittelhersteller (VFA) beschreibt auf seinem Internetauftritt das Problem sehr genau und geht auf die Position und Forderungen der pharmazeutischen Unternehmen ein. Aus seiner Sicht stellt der illegale Internethandel dabei das Hauptproblem für gefälschte Arzneimittel dar. Außerdem bietet er unter dem Titel „Wie Sie sich am besten vor gefälschten Arzneimitteln schützen können“ Tipps für Patienten. Interessant ist hier die Aussage, dass die sicherste Möglichkeit beim Erwerb von Arzneimitteln der Kauf vor Ort, d. h. in der öffentlichen Apotheke sei.[43,44] Auch der internationale Pharmaverband IFPMA (International Federation of Pharmaceutical Manufacturers and Associations), dem der VFA angehört, beschreibt das Problem auf seiner Website sehr umfangreich und geht es offensiv an.[45]

Der US-amerikanische Arzneimittelhersteller Pfizer setzt im Kampf gegen Arzneimittelfälschungen auf die Kontrolle der Vertriebswege. Seit einiger Zeit versucht Pfizer in verschiedenen europäischen Ländern, den Vertriebsweg der Arzneimittel von den Herstellern über die Großhändler zu den Apotheken zu verändern und die Direktbelieferung zu stärken bzw. nur noch über wenige Großhändler als Vertragspartner die Apotheken zu beliefern. Nach Angaben von Pfizer dient das vor allem der Arzneimittelsicherheit, Kritiker vermuten vor allem eine angestrebte Kontrolle bzw. Beherrschung des Marktes.[46,47]

Die aufgeführten Beispiele zeigen, dass bereits einiges gegen die Fälschung von Arzneimitteln von verschiedenen Seiten unternommen wird, wobei das staatliche bzw. politische Engagement in Deutschland deutlich geringer zu sein scheint als in den USA.

5.7 Kritik durch die BUKO Pharma-Kampagne

Einen etwas anderen Blickwinkel auf gefälschte Arzneimittel und deren Bekämpfung hat die BUKO Pharma-Kampagne, der ergänzend hier vorgestellt werden soll. „BUKO“ steht für „Bundeskoordination Internationalismus“ und ist ein Dachverband für Dritte-Welt-Gruppen, die sich auf verschiedenen Gebieten engagieren. Eine der Aktionen ist die BUKO Pharma-Kampagne, die sich nach eigener Aussage kritisch mit der Arzneimittelversorgung auf der Welt beschäftigt und dazu Informationen u. a. in dem zehnmal jährlich erscheinenden Pharma-Brief anbietet.[48] Der Pharma-Brief Spezial Nr. 1/2007 (als Beilage zum Pharma-Brief Nr. 1-2/2007) beschäftigt sich ausschließlich mit Arzneimittelfälschungen und hinterfragt kritisch deren Bedeutung:

> „Sind gefälschte Arzneimittel also das dringlichste Problem der globalen Gesundheitsversorgung? Mitnichten, das größte Problem ist nach wie vor, dass ein Drittel der Weltbevölkerung keinen Zugang zu lebenswichtigen Medikamenten hat – von gesunden Lebensbedingungen mal ganz zu schweigen.“[49]

Dazu bietet dieser Pharma-Brief umfangreiche Informationen über gefälschte Arzneimittel, wobei die Autoren Arzneimittelfälschungen als Problem durchaus anerkennen, aber deren Bedeutung, die sie zur Zeit in den Medien der Fachöffentlichkeit haben, insgesamt in Frage stellen. Informationen gibt es zur Datenlage über gefälschte Arzneimittel, die besonders deswegen schwierig ist, weil oft nicht zwischen gefälschten Arzneimitteln und Arzneimitteln mit Qualitätsmängeln unterschieden werde, sowie zu den Ergebnissen einer Umfrage bei pharmazeutischen Unternehmen und Hilfsorganisationen. Auf die Problematik des Internet- bzw. Versandhandels mit Arzneimitteln wird nicht eingegangen. Der letzte Artikel beschäftigt sich sehr kritisch mit der schon erwähnten und von der WHO koordinierten Projektgruppe IMPACT zur Bekämpfung von Arzneimittelfälschungen:

„Im Grunde handelt es sich bei IMPACT um eine „Public Private Interaction“, also einer durchaus nicht unproblematischen Zusammenarbeit staatlicher Stellen (hier vor allem von der WHO und nationalen Gesundheitsministerien) mit der Privatwirtschaft, die weder demokratisch legitimiert ist noch einer klaren öffentlichen Kontrolle unterliegt. (...) Am auffälligsten ist das völlige Fehlen irgendeines Hinweises darauf, dass hohe Medikamentenpreise ein wesentliches Motiv für Fälschungen sind und eine geordnete Versorgung mit unentbehrlichen Arzneimitteln ein entscheidender Schritt zur Bekämpfung des Problems ist. Verschwunden ist in der Abschlusserklärung jeder Hinweis darauf, dass große Preisunterschiede und fehlende Sozialversicherung wesentlich zum Problem beitragen und deshalb eine Überprüfung der Preise unerlässlich ist. (...) Auch finanziell wird IMPACT von Zuwendungen der Industrie abhängen, denn die WHO hat kein eigenes Budget für IMPACT.“[50]

Dieser Pharma-Brief der BUKO Pharma-Kampagne mag zu einseitig vor allem in Bezug auf die Rolle der pharmazeutischen Industrie erscheinen. Er bietet jedoch durchaus nützliche Informationen zum Thema Arzneimittelfälschungen.

6 Befragungen zur Problematik von gefälschten Arzneimitteln

6.1 Befragung der Mitglieder der Internationalen Pharmazeutischen Gesellschaft (FIP)

6.1.1 Beschreibung des Fragebogens

Der in englischer Sprache verfasste Fragebogen spricht nach der Überschrift „Counterfeit Drugs - how much of a problem are they in your country?“ den Ausfüllenden an und erklärt das Anliegen des Fragebogens aufgrund der wachsenden Problematik gefälschter Arzneimittel weltweit. Er enthält neun Hauptfragen und drei zusätzliche Fragen, wobei diese nur zu berücksichtigen sind, wenn die jeweils vorhergehende Hauptfrage positiv, d. h. mit „Yes“ beantwortet worden ist. Außerdem gibt es zusätzlich die Möglichkeit, eigene Gedanken bzw. Anmerkungen zum Thema zu ergänzen.
Zunächst jedoch sollen der Name und die Adresse der Mitgliedsorganisation der Internationalen Pharmazeutischen Gesellschaft sowie das Land, über das die Auskünfte erteilt werden, eingetragen werden.

In Frage 1 geht es darum, ob in dem betreffenden Land Gesetze oder andere rechtliche Vorschriften existieren, die der Sicherheit der Versorgungskette mit Arzneimitteln dienen. Wird diese Frage mit „Ja“ beantwortet, wird der Ausfüllende weiter gefragt, ob er diese Regelungen benennen kann, und aufgefordert, diese gegebenenfalls zu benennen.

Frage 2.1 erkundigt sich nach dem Namen der nationalen Arzneimittelüberwachungsbehörde (authority for drug control, DRA), wobei der Ausfüllende jedoch auch die Möglichkeit hat anzumerken, deren Namen nicht zu kennen.
Bei Frage 2.2 handelt es sich ebenfalls um den Namen einer Behörde, und zwar derjenigen, die Arzneimittelfälschungen im betreffenden Land bekämpft. Die Antwortmöglichkeiten sind genau so aufgebaut wie bei Frage 2.1. Der Hintergrund dieser Frage ist, dass verschiedene Behörden

für die Überwachung des Arzneimittelverkehrs auf der einen Seite und für die Bekämpfung illegaler Aktivitäten auf dem Gebiet der Arzneimittel auf der anderen Seite zuständig sein können, die zudem noch verschiedenen Ministerien unterstellt sein können.

In der Frage 3 geht es um ein Melde- bzw. Registrierungssystem für problematische Arzneimittel. Dabei muss es sich nicht ausschließlich um gefälschte Arzneimittel handeln, sondern es können auch Arzneimittel betroffen sein, die wegen galenischer Probleme (z. B. Probleme mit der Haltbarkeit oder der praktischen Handhabung auf Seite der Patienten, wenn sich etwa eine Tablette mit Bruchkerbe nicht ohne weiteres teilen lässt), pharmakologischer Probleme (Unverträglichkeiten, noch nicht erfasste Neben- und Wechselwirkungen usw.) oder weiterer Probleme auffallen. Diese Probleme können gerade auch bei gefälschten Arzneimitteln aufgrund der wahrscheinlich geringeren Qualität auftreten und durch ein Meldesystem entdeckt werden. Apotheker und Ärzte, die Schwierigkeiten mit Arzneimitteln melden und diese an die entsprechenden Stellen schicken, denken u. U. nicht an gefälschte Arzneimittel und haben vermutlich oft auch nicht die Möglichkeit, diese Medikamente selbst zu untersuchen, während zentrale Behörden oder Einrichtungen alle eingehenden Meldungen bzw. Arzneimittel überprüfen und die Probleme systematisieren können sollten.

Frage 4 beschäftigt sich mit der rechtlichen Definition gefälschter Arzneimittel. Dabei besteht die Möglichkeit, dass ein Land die Definition der Weltgesundheitsorganisation übernommen hat oder sich in seinen rechtlichen Vorschriften auf sie bezieht, eine eigene Definition formuliert hat oder keine Definition besitzt. Wird diese Frage positiv beantwortet, d. h. wenn eine rechtliche Definition existiert, wird ergänzend gefragt, in welchen Gesetzen oder anderen rechtlichen Vorschriften diese festgelegt ist.

Da es verschiedene Definitionen gefälschter Arzneimittel geben kann, erkundigt sich die Frage 5 nach dem Wesen gefälschter Arzneimittel, wobei mehrere Antworten angekreuzt werden können. Einige Antwortmöglichkeiten liegen dabei nahe an der WHO-Definition wie Produkte mit falschen Mengen von Wirkstoffen oder Produkte mit falschen Inhaltsstoffen. Andere Antwortmöglichkeiten gehen darüber hinaus wie Produkte mit verbotenen Höchstgrenzen von Verunreinigungen. Es gibt außerdem die Möglichkeit, weitere Formen gefälschter Arzneimittel zu nennen.

In Frage 6.1 geht es um die Arten von Delikten, die gefälschte Arzneimittel darstellen können. Auch hier besteht wieder die Möglichkeit, mehr als eine Antwort anzukreuzen sowie eigene Formen zu ergänzen. Dabei werden neben den Interessen der Patienten, die einen Anspruch auf qualitativ hochwertige Arzneimittel mit den richtigen Angaben haben, auch die Interessen der Wirtschaft und des Staates berücksichtigt, wenn beispielsweise ein gefälschtes Arzneimittel das Patentrecht verletzt oder Produktpiraterie darstellt, oder wenn die zur Herstellung von Arzneimitteln erforderliche behördliche Herstellungserlaubnis nicht vorliegt.
Frage 6.2 erkundigt sich nach den Strafen, die Herstellern gefälschter Arzneimittel drohen. Dabei stehen Gefängnisstrafen, Geldstrafen, andere Strafen mit der Bitte, diese zu benennen, sowie die Möglichkeit keiner Strafen zur Auswahl. Gerade diese letzte Möglichkeit ist interessant, da in einem Rechtsstaat eine Tat nur dann bestraft werden kann, wenn deren Strafbarkeit zuvor bereits festgelegt ist. Das bedeutet, dass in Ländern, in denen diese Strafandrohung nicht existiert, Schwierigkeiten bestehen können, die Herstellung gefälschter Arzneimittel einzudämmen bzw. deren Hersteller wirksam zu bestrafen, wenn man das allgemein akzeptierte Verständnis eines Rechtsstaates zu Grunde legt, das allerdings nicht von allen Staaten, in denen die FIP Mitglieder hat, geteilt wird. Trotzdem können Strafen für die Herstellung gefälschter Arzneimittel möglich sein, z. B. wegen Körperverletzung.
Die letzte Frage 6.3. beschäftigt sich damit, wer gegen Arzneimittelfälschungen im betreffenden Land vorgehen kann. Dabei wird bei den Antwortmöglichkeiten zwischen der Polizei, staatlichen bzw. pharmazeutischen Kontrolleuren sowie weiteren Instanzen unterschieden.

Nach den Fragen erfolgt die Aufforderung, eigene Anmerkungen in Bezug auf gefälschte Arzneimittel zu ergänzen sowie den Namen und die E-Mail-Adresse für eventuelle Rückfragen anzugeben. Die eigenen Anmerkungen können unter Umständen sehr aufschlussreich sein, was die Situation in den einzelnen Ländern betrifft, sowie neue Aspekte und Ideen liefern, die in diesem Fragebogen nicht oder nur unzureichend berücksichtigt worden sind.

Der Fragebogen schließt ab mit der Versicherung, dass alle Angaben streng vertraulich behandelt und nicht an Dritte weiter gegeben werden.

6.1.2 Einsatz des Fragebogens

Anfang Februar 2007 sind anhand der Mitgliederliste der FIP in deren Internetauftritt 112 E-Mails an Pharmazeutische Fachgesellschaften und Organisationen verschickt worden mit der Bitte, an einer Umfrage teilzunehmen, wobei beschrieben worden ist, dass es um gefälschte Arzneimittel und deren rechtliche Stellung in den jeweiligen Ländern geht. Den Angeschriebenen ist angeboten worden, an der Befragung entweder online teilzunehmen oder sich den Fragebogen auf ihrem Computer zu speichern, dort auszufüllen und als E-Mail-Anhang zurückzuschicken. Da bis Anfang März 2007 nur eine Antwort erfolgt ist, ist zu diesem Zeitpunkt eine Erinnerungs-E-Mail verschickt worden. Anfang Juli 2007 sind vier weitere Antworten eingegangen, so dass eine dritte E-Mail verschickt worden ist. Bei diesem dritten Ansatz sind jedoch zusätzlich gezielt 297 Mitglieder der FIP-Arbeitsgruppe „Counterfeit Drugs“ und der „Administrative Pharmacists Section“ (APS) angeschrieben worden, so dass zu diesem Zeitpunkt insgesamt 409 Fachgesellschaften bzw. Fachleute angeschrieben worden sind.

6.1.3 Ergebnisse der Befragung

Insgesamt haben 21 Länder bzw. Regionen geantwortet was bei 409 Befragten einer Rücklaufquote von 5,13 Prozent entspricht. Dabei handelt es sich in erster Linie um europäische Länder (Deutschland, Österreich, Niederlande, Irland, Dänemark, Schweden, Finnland, Lettland, Frankreich, Spanien, Serbien, Kosovo, Moldawien, und Malta). Außerdem liegen Antworten aus den USA, Kanada, Armenien, Indonesien, Japan, Nigeria und Namibia vor. Die Informationen, die man aus den ausgefüllten Fragebögen erhält, sind in ihrem Umfang sehr unterschiedlich. Bei zwei Ländern (Malta und Armenien) liegen außer der ausfüllenden Gesellschaft und bei Malta zusätzlich der für die Bekämpfung von Arzneimitteln zuständigen Behörde keine weiteren Informationen vor. Auf der anderen Seite haben Österreich, Dänemark und Schweden umfangreiche Informationen gegeben, mit denen man bei Bedarf arbeiten und Vergleiche aufstellen kann.
Ein Bereich der Befragung und dessen Ergebnisse sollen hier beispielhaft dargestellt werden: Unter der Nummer vier des Fragebogens werden die Teilnehmer an der Erhebung gefragt, ob in ihren Ländern eine gesetzliche Definition für gefälschte Arzneimittel existiert.

Tabelle 1: Definitionen für gefälschte Arzneimittel (n=18)

Antworten	Anzahl der Länder
Kein Wissen darüber	3
Nein	7
Ja, Verwendung der WHO-Defintion	4
Ja, eigene Definition	4

Die Antworten der Länder mit einer eigenen Definition gehen mehr oder weniger intensiv und differenziert auf die gesetzliche Situation in ihren Ländern ein.

6.1.4 Diskussion der Ergebnisse

Die Rücklaufquote der Fragebögen ist bei weitem nicht so hoch wie zu Beginn der Erhebung erwartet worden ist. Das kann verschiedene Gründe haben. Zum einen liegt es daran, dass einige der E-Mail-Adressen der FIP-Mitgliederliste fehlerhaft sind, so dass diese Mitglieder das Schreiben nicht erhalten haben. Diese falschen Adressen sind an den Fehlermeldungen zu erkennen gewesen, die dem Absender zurück gemeldet worden sind. Zum anderen kann es an der Sprache des Fragebogens liegen. Obwohl Englisch weltweit eine der wichtigsten Sprachen ist und auch zur Kommunikation innerhalb der FIP dient, heißt das nicht, dass in allen Mitgliedsorganisationen der FIP Englisch so weit beherrscht wird, um den Fragebogen beantworten zu können. Deshalb empfiehlt es sich, den Fragebogen in weitere Sprachen wie Spanisch, Französisch und Arabisch zu übersetzen und dann gezielt einzusetzen, um dadurch aus den Regionen mit diesen Sprachen als Verkehrssprachen mehr Antworten zu erhalten. Trotzdem ist fraglich, ob gerade in Entwicklungsländern unter den FIP-Mitgliedern Mitarbeiter sind, die einen ausreichenden Wissenstand über die Situation von gefälschten Arzneimitteln in ihren Ländern haben, um den Fragebogen inhaltich beantworten zu können, auch wenn keine Sprachbarriere besteht.

Da die Rücklaufquote so gering war, ist es auch nicht möglich, einen umfassenden Überblick über die rechtliche Situation gefälschter Arzneimittel zu erstellen. Gerade von den Ländern außerhalb Europas und Nordamerikas, von denen man Auskünfte benötigt, um Ideen zu entwickeln, wie man auf dieser Ebene weiter gegen Arzneimittelfälschungen vorgehen kann, sind die Informationen sehr spärlich. Vorgeschlagen wird, innerhalb der Counterfeit-Drugs-Arbeitsgruppe der FIP die Ergebnisse darzustellen und zu diskutieren, durch welche Maßnahmen man bei einer erneuten Erhebung die Rücklaufquote erhöhen kann, und ob eine weitere Erhebung wünschenswert ist.

6.2 Befragung deutscher Patienten

6.2.1 Vorbetrachtung

Betrachtet man die Entwicklung der Arzneimittelfälschungen weltweit und die Bemühungen, ihnen entgegenzuwirken, stellt sich die Frage, inwieweit die deutsche Öffentlichkeit über dieses Phänomen und seine möglichen negativen Auswirkungen auf die Gesundheit der Menschen bereits ausreichend informiert ist. Eine der wichtigsten Informationsquellen für die Bevölkerung sind die Tages- und Wochenzeitungen. Um einen Eindruck zu bekommen, wie groß das mediale Interesse für dieses Thema ist, ist in den Internetauftritten überregionaler deutscher Tages- und Wochenzeitungen danach gesucht worden. Als Suchbegriffe sind „gefälschte Arzneimittel", „gefälschte Medikamente", Arzneimittelfälschung(en)" und „Medikamentenfälschung(en)" eingegeben worden, wobei die Wahl des Suchbegriffs zu unterschiedlichen Ergebnissen geführt hat. In der folgenden Tabelle ist die Anzahl der Artikel aller Suchbegriffe zusammengefasst worden. Es sind nur Artikel berücksichtigt worden, die sich mehr oder weniger schwerpunktmäßig mit Arzneimittelfälschungen beschäftigen.

Tabelle 2: Artikel in deutschen Zeitungen (im gesamten Archiv der Zeitungen)

Medium (Anzahl der Artikel)	Artikel (Erscheinungsdatum)
Süddeutsche Zeitung (7)	• Made in China. Hustensaft kann tödlich sein (05.07.2007) • Gefälschte Produkte, "Verbraucher riskieren Leib und Leben" (05.06.2007) • Die Spur der tödlichen Fälschung (07.05.2007) • Internationaler Suchtkontrollrat. UN warnen vor tödlichen Medikamenten-Fälschungen (01.03.2007) • "Korrupter Einfluss der Pharmaindustrie". Gefälschte Studien, beeinflusste Behörden, verschwiegene Risiken (16.05.2006) • Medikamentenfälschung. Tödlicher Betrug (10.10.2004) • Heillose Raubkopien. Immer mehr gefälschte Medikamente kommen auf den Markt (26.11.2003)
Frankfurter Allgemeine Zeitung (1-6)	• Dora Akunyili, Leiterin der nigerianischen Arzneimittelbehörde, über den Kampf gegen gefälschte Medikamente. "Die Pharmaunternehmen sind unsere größten Unterstützer" (10.04.07) • Risiken und Nebenwirkungen. Viagra, Kondome und Paracetamol wirken nicht immer wie gewünscht / Besorgnis über gefälschte Medikamente / Zollstatistik(14.11.06) • Falschspiel mit Pillen. Viagra ist das am häufigsten kopierte Lifestyle-Medikament überhaupt (17.08.06) • Pfizer kontrolliert Vertriebswege stärker (15.08.05) • Warnung vor Arzneimittelfälschung (20.03.04) • Gefälschte Arzneimittel kosten jährlich tausende Menschen das Leben (03.12.03)

Frankfurter Allgemeine Zeitung (7-13)	• Der Bundesverband der Pharmazeutischen Industrie (BPI) äußert sich zum Thema Arzneimittelfälschungen (01.12.03) • Auch Medikamente werden in großem Stil gefälscht. Doch fälschungssichere Verpackungen sind bisher kein Renner (25.09.03) • Original oder Fälschung. CDs, Ersatzteile, Tabletten (24.03.02) • Medikamente ohne Wirkung. Viele mangelhafte Präparate in Entwicklungsländern (04.07.01) • Deutsche Apotheker kämpfen gegen den Internet-Versandhandel. (28.09.00) • Medikamentenbetrug in Brasilien schlimmer als angenommen (09.07.98) • Gefälschte Medikamente (17.04.97)
Frankfurter Rundschau (3)	• Schlimme Folgen. China nimmt Leukämie-Präparat vom Markt (18.09.2007) • Durchsuchungen in Apotheken (06.09.2007) • Apotheker warnen vor Gefahren des Dopings im Freizeitsport (15.07.2007)
Bild (1)	• Medikamente, Tempo, Nintendo.... Achtung! So dreist fälschen Markenpiraten (17.04.2007)
Die Zeit (2)	• Gestreckt, gepanscht, vergiftet (34/2002) • Grauer Markt. "Gestreckt, gepanscht, vergiftet“ (36/2002)
Der Spiegel (5)	• Gefälschte Medikamente: "Den Wettlauf können wir kaum noch gewinnen" (06.06.2007) • Pharmahandel: Kontrolle über jede Pille, (15.08.2005) • Pharmahandel: Spinne im Netz. Mit Medikamentenfälschungen soll ein Amerikaner weltweit Millionen verdienen. (04.07.2005 • PHARMAINDUSTRIE: Fälschung auf Rezept (21.07.2003) • MEDIZIN: Sägemehl in der Salbe (18.12.2000)

6.2.2 Beschreibung des Fragebogens

Einleitend wird den Patienten unter der Überschrift „Umfrage zu Ihren Arzneimitteln“ kurz erläutert, worum es bei der Befragung geht. Dabei wird ein Bezug zu anderen gefälschten Produkten wie Uhren oder Kleidungsstücken hergestellt, die vermutlich einem Großteil der Befragten bekannt sind, um das Phänomen Arzneimittelfälschungen anschaulicher zu machen. Diese Einleitung endet mit der Zusicherung der vertraulichen Behandlung aller gemachten Angaben und der Nennung der Namen und der Adresse der für die Befragung Verantwortlichen.

Der Hauptteil des Fragebogens ist in sieben nummerierte Fragenkomplexe unterschiedlichen Umfangs gegliedert.

Unter Nummer 1 geht es darum, ob die Befragten mit dem Thema „gefälschte Arzneimittel“ schon einmal in Berührung gekommen sind. Falls ja, sollen die Patienten weiter angeben, über wen sie schon einmal davon gehört haben (Massenmedien, Arzt oder Apotheker, Bekanntenkreis) und ob sie nach ihrer Meinung schon einmal ein gefälschtes Arzneimittel erhalten haben. Dieser letzte Aspekt dient dabei nicht dazu herauszubekommen, ob und wie viele gefälschte Arzneimittel unter den Befragten aufgetreten sind, da die Angaben nicht überprüft und Irrtümer nicht ausgeschlossen werden können. Vielmehr bekommt man damit einen Eindruck, wie hoch die Achtsamkeit der befragten Patienten und eventuelle Zweifel über die Qualität einiger Arzneimittel bisher gewesen sind.

Im zweiten Fragenkomplex sollen die Patienten angeben, woran man ihrer Meinung nach gefälschte Arzneimittel erkennen kann. Dabei werden ihnen Antworten vorgegeben, unter denen sie mehrere ankreuzen können. Die Antworten sind hier in die drei folgenden Kategorien eingeteilt:

äußerliche Merkmale, die z. B. den Umkarton oder die Packungsbeilage betreffen
Probleme beim Öffnen wie z. B. das Zerbrechen der Tabletten beim Ausdrücken
Auffälligkeiten bei der Arzneiform, z. B. in Bezug auf Farbe, Geschmack und Geruch

Die angebotenen Merkmale sind dabei keine eindeutigen Indizien für Fälschungen, sondern können im gegeben Fall Hinweise sein, um weitere Prüfungen durchzuführen oder Rat bei Fachleuten einzuholen. Einige Merkmale sind dabei sehr subjektiv, können aber dem Arzt oder Apotheker durchaus Hinweise geben (Beispiel: „Das Arzneimittel wirkt nicht wie sonst."), andere Merkmale können durch Nachfragen beim Apotheker oder Hersteller leichter geklärt werden (Beispiel: „Die Verpackung hat eine andere Farbe oder einen anderen Farbton als sonst."), und weitere Merkmale treten bei Arzneimitteln relativ häufig auf, was zum Teil aber auch an der falschen Anwendung durch die Patienten liegt (Beispiel: „Tropfen lassen sich nicht gut heraustropfen."). Einige Merkmale treten normalerweise nur bei Parallelimporten auf, die Patienten häufig verunsichern und Klärungen über den Ursprung des Arzneimittels erschweren können (Beispiel: „Die unmittelbare Plastikverpackung ist nicht einheitlich bzw. zerschnitten."). Am Ende dieses Fragenkomplexes können die Patienten eigene Angaben machen, worauf sie außerdem noch achten.

Unter der Nummer 3 sollen die Patienten bei jedem einzelnen Merkmal ankreuzen, wie sehr es sie bei ihrem eigenen Arzneimittel beunruhigen würde. Dabei können sie zwischen „sehr beunruhigt", „etwas beunruhigt" und „nicht beunruhigt" wählen. Zum einen dient dieser Fragenkomplex zur Überprüfung, ob die Befragten die gleichen Angaben wie unter der Nummer 2 machen oder mehr oder weniger Merkmale als mögliches Indiz für eine Fälschung betrachten, wenn sie „sehr beunruhigt" ankreuzen. Zum anderen müssen sie sich auch zu den Merkmalen äußern, die sie unter der Nummer 2 nicht beachtet haben. Folgerichtig wäre, in diesen Fällen „nicht beunruhigt" anzukreuzen.

Der Fragenkomplex Nummer 4 listet die gleichen Merkmale wieder auf, allerdings sollen die Patienten jetzt angeben, ob ihnen Arzneimittel mit den genannten Merkmalen schon einmal begegnet sind und, wenn möglich, diese Arzneimittel am Ende des Fragenkomplexes benennen. Er geht damit über die theoretischen Ansichten der Befragten hinaus und dient dazu, bereits vorliegende Erfahrungen der Patienten mit etwaigen gefälschten Arzneimitteln zu erfassen. Dabei können die Angaben weder überprüft werden, noch lässt sich aus ihnen schließen, wie viele der befragten Patienten schon einmal ein gefälschtes Arzneimittel in Händen hatten.

Im Fragenkomplex 5 können die Patienten angeben, an wen sie sich wenden würden, falls aus ihrer Sicht mit ihrem Arzneimittel etwas nicht in Ordnung ist. Sie können zwischen Apotheke, Arzt, Hersteller und Polizei wählen sowie aufschreiben, was sie noch tun würden.

Im folgenden Fragenkomplex Nummer 6 sollen die Patienten ankreuzen, wie sie die Sicherheit von Arzneimitteln aus verschiedenen Bezugsquellen einschätzen. Als Bezugsquellen stehen öffentliche Apotheken, deutsche Versandapotheken, Versandapotheken aus der Europäischen Union und Versandapotheken aus anderen Ländern zur Auswahl. Dabei gibt es vier Sicherheitsstufen („sehr sicher“, „eher sicher“, „eher unsicher“, „sehr unsicher“), unter denen die Befragten wählen können.

Der letzte Fragenkomplex soll einen Hinweis geben, wie sehr die befragten Patienten den Angaben von Apothekern bei Unsicherheiten über die Qualität ihrer Arzneimittel vertrauen. Dabei lautet die Frage, ob sie die Zusicherung des Apothekers, dass mit dem Arzneimittel alles in Ordnung sei, vertrauen. Außerdem können die Patienten Erwartungen gegenüber dem Apotheker im Fall einer Unklarheit äußern.

Auf der Schlussseite des Fragebogens werden persönliche Angaben wie Geschlecht und Geburtsjahr erhoben, und es wird nachgefragt, woher die Patienten normalerweise ihre Arzneimittel beziehen. In der letzten Frage geht es darum, ob die Patienten den Fragebogen selbst ausgefüllt haben oder ob diese Aufgabe die Apothekerin bzw. der Apotheker im Rahmen einer Befragung übernommen hat.

6.2.3 Einsatz des Fragebogen

Die Fragebögen sind zwischen Februar und Juni 2007 überwiegend in Apotheken in den Bundesländern Berlin, Brandenburg (Landkreis Oberhavel) und Bayern (Landkreis Fürstenfeldbruck) eingesetzt worden. In den Apotheken sind die Patienten gebeten worden, sich einige Minuten befragen zu lassen, wobei in diesem Fall die Mitarbeiter der Apotheken die Fragebögen für die Patienten ausgefüllt haben. Alternativ sind die Patienten gebeten worden, die Fragebögen in der Apotheke oder zu Hause selbst auszufüllen. Bei dieser Variante sind keine Abgabe- und Rücklaufdaten für die Fragebögen erhoben worden, so dass keine Aussagen über Rücklaufquoten gemacht werden können. Zusätzlich sind mit Hilfe der Fragebögen einige Studenten des Instituts für Pharmazie der Freien Universität Berlin befragt worden.

6.2.4 Ergebnisse der Befragung

Insgesamt sind 151 Fragebögen ausgefüllt worden, dabei haben 129 Personen ihren Fragebogen jeweils selbst ausgefüllt, in 22 Fällen hat eine Befragung durch einen Mitarbeiter einer Apotheke stattgefunden, der die Ergebnisse notiert hat. Die Antworten sind dabei von 91 Frauen und 60 Männern gegeben worden:

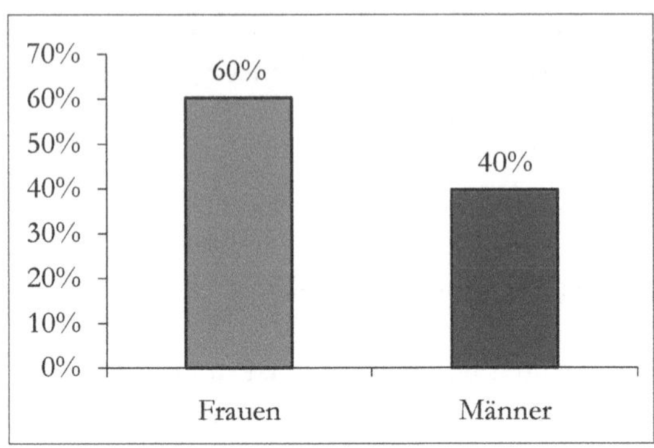

Abbildung 1: Prozentuale Verteilung der Befragten zwischen Frauen und Männern (n=151)

Die Verteilung zwischen Frauen und Männern unterstützt den Eindruck vieler Mitarbeiter in Apotheken, dass sich mehr Frauen als Männer für gesundheitsbezogene Themen interessieren und deshalb eher bereit sind, sich für eine Befragung aus diesem Bereich Zeit zu nehmen. Auch in diesem Fall haben die Kolleginnen und Kollegen diesen Eindruck gewonnen, allerdings sind keine Daten darüber erhoben worden, wie viele Patienten bei einer Ansprache eine Befragung abgelehnt haben, so dass auch keine Daten über die Verteilung der Ablehnungen zwischen Frauen und Männern zur Verfügung stehen.

Die befragten Frauen und Männer sind zur besseren Übersichtlichkeit in drei Altersgruppen (jünger als 30 Jahre, zwischen 31 und 60 Jahren, älter als 60 Jahre) eingeordnet worden. Dabei zeigt sich, dass die Gruppe der Befragten in der mittleren Altersgruppe mit 96 Personen (64% der Befragten) überwiegt:

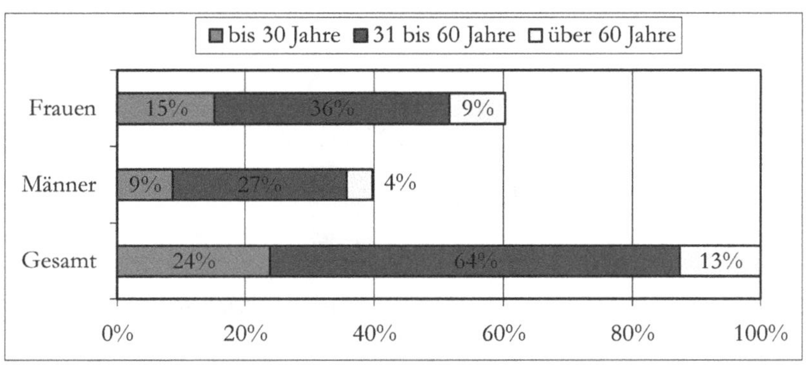

Abbildung 2: Altersverteilung der Befragten (n=151)

Schlüsselt man die Gruppe der Befragten in Frauen und Männer auf, so zeigt sich, dass die größte Gruppe Frauen im Alter zwischen 31 und 60 Jahren mit einem Anteil von 36 Prozent aller Befragten sind, während die kleinste Gruppe mit einem Gesamtanteil von vier Prozent Männer darstellen, die älter als 60 Jahre sind. In allen drei Altersgruppen sind die Frauen stärker vertreten als die Männer. Auffällig ist, dass die Gruppe der Menschen mit einem Alter über 60 Jahren mit nur 13 Prozent relativ gering ist. Das überrascht, weil man gerade in dieser Altersgruppe besonders viele Patienten in Apotheken vermutet, die dort ein Rezept einlösen und somit für eine Befragung angesprochen werden können. Nicht erstaunlich ist dagegen der Anteil von 24 Prozent derjenigen, die in der Altersgruppe bis 30 Jahren liegen, da ein Teil der Befragungen unter Studenten erfolgt ist.

Von den 151 befragten Frauen und Männern haben 150 eine Aussage darüber getroffen, ob ihnen das Thema „gefälschte Arzneimittel“ schon einmal begegnet ist, bei einem Fragebogen ist keine der drei Antwortmöglichkeiten („Ja“, „Nein“, „Ich weiß es nicht“) angekreuzt worden. 96 Patienten haben schon einmal von gefälschten Arzneimitteln gehört, 49 nicht und 5 wissen es nicht:

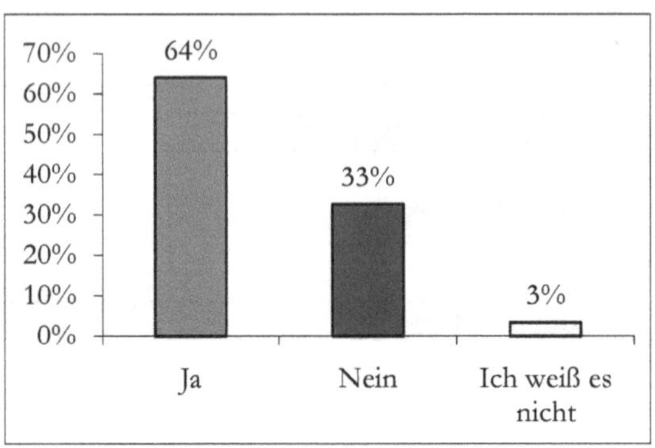

Abbildung 3: Thema Arzneimittelfälschung vorher bereits begegnet (n=150)

Die prozentuale Verteilung zeigt, dass knapp zwei Drittel der Patienten schon einmal etwas von gefälschten Arzneimitteln gehört haben. Allerdings hat sich bei Gesprächen mit den Patienten gezeigt, dass einige von ihnen gefälschte Arzneimittel, Parallelimporte und Generika nicht unterscheiden können, so dass trotz der Erklärung auf der ersten Seite des Fragebogens einige Patienten eventuell „Ja“ angekreuzt haben, obwohl sie etwas Anderes damit meinen als der Verfasser des Fragebogens. Trotzdem ist der hohe Anteil an positiven Antworten überraschend.

Deshalb stellt sich die Frage, woher die Betreffenden ihre Informationen über gefälschte Arzneimittel bezogen haben. Aus diesem Grund sind die 96 Personen, die mit „Ja“ geantwortet haben, weiter gefragt worden, wie sie mit dem Thema in Berührung gekommen sind. Bei den vorgegebenen Antworten waren Mehrfachnennungen möglich:

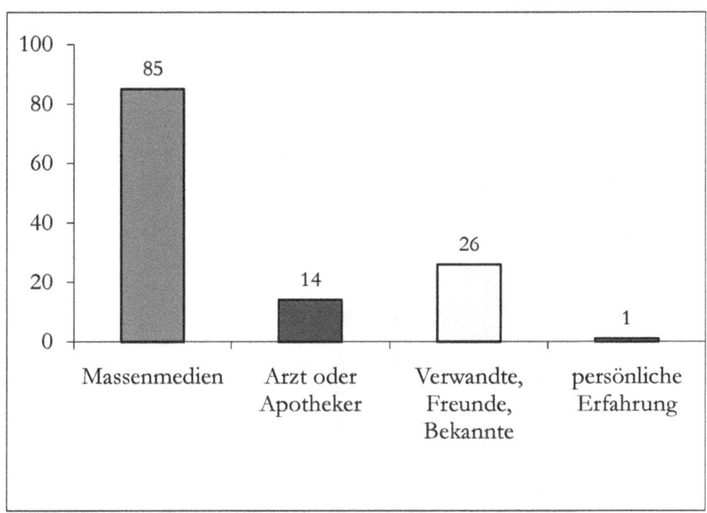

Abbildung 4: Informationsquellen der Befragten (absolute Zahlen, Mehrfachnennungen möglich, Anzahl der Befragen n=96)

85 Befragte sind dem Thema Arzneimittelfälschungen über die Massenmedien (Zeitungen, Zeitschriften, Radio, Fernsehen, Internet) begegnet. Das sind im Vergleich zu den anderen möglichen Informationsquellen mit Abstand die meisten. Dadurch wird deutlich, wie wichtig die Rolle der Massenmedien für die Information auch auf diesem Gebiet ist. Nur 14 Befragte haben angegeben, mit einem Arzt oder einem Apotheker schon einmal darüber gesprochen zu haben bzw. von ihm darauf hingewiesen worden zu sein. Nur ein Befragter hat angegeben, schon einmal ein vermutlich gefälschtes Arzneimittel erhalten zu haben („persönliche Erfahrung"). Da keine Namen und Adressen bei der Befragung erhoben worden sind, ist es nicht möglich, mit dem betroffenen Patienten noch einmal zu sprechen, um genauere Informationen darüber zu erhalten.

Auf die Frage, an wen sich die Teilnehmer der Erhebung wenden würden, falls mit dem Arzneimittel etwas nicht Ordnung wäre, ergibt sich folgendes Bild. Auch hier waren Mehrfachnennungen möglich:

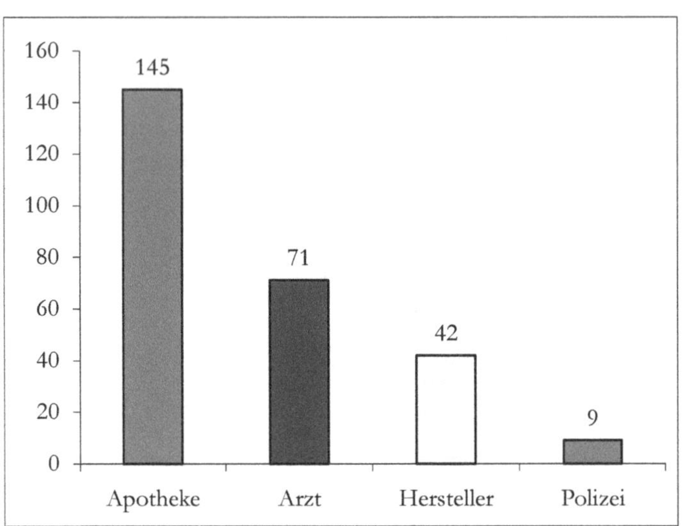

Abbildung 5: Potenzielle Ansprechpartner bei verdächtigen Arzneimitteln (absolute Zahlen, Mehrfachnennungen möglich, Anzahl der Befragten n=151)

Abbildung 5 zeigt, dass sich fast alle der 151 Befragten an die Apotheke wenden würden, deutlich weniger dagegen an den Arzt oder an den Hersteller des Arzneimittels. Nur 9 Personen würden sich an die Polizei wenden. Demnach sind die Apotheken die ersten Ansprechpartner auch bei Unklarheiten über Arzneimittel, was durchaus Sinn macht, da ein verdächtiges Merkmal noch nicht bedeutet, dass man ein gefälschtes Arzneimittel erhalten hat. Ein Gespräch in der Apotheke bietet sich hier als erstes an, zum einen, weil dort das Fachwissen über Arzneimittel konzentriert ist, und zum anderen, weil der Aufwand dafür am geringsten ist. Für ein Gespräch beim Arzt benötigt man in der Regel einen Termin, beim Hersteller fehlt ein direkter Ansprechpartner.

Ist den Patienten bei einem Arzneimittel etwas aufgefallen und haben sie sich damit an die Apotheke gewandt, ist es interessant zu erfahren, inwieweit die Patienten dann den Auskünften in der Apotheke vertrauen.

Ein vergleichsweise hohes Vertrauen in die Aussagen der Apotheker zeigt sich in den Antworten auf die Frage, ob die Patienten beruhigt wären, wenn ihnen in der Apotheke versichert wird, dass mit den fraglichen Arzneimitteln alles in Ordnung ist. Für eine bessere Übersichtlichkeit sind in Abbildung 6 die beiden Antwortmöglichkeiten „Vielleicht“ und „Ich weiß es nicht“ unter „Unklar“ zusammengefasst worden:

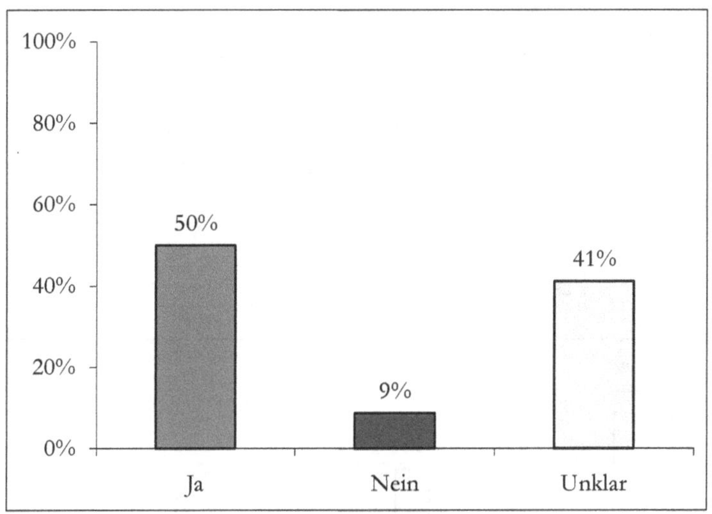

Abbildung 6: Vertrauen in Aussagen der Apotheker (n=148)

Die Hälfte der Befragten gibt an, dass sie durch die Zusicherung in der Apotheke beruhigt wären. Obwohl dagegen nur neun Prozent eindeutig angeben, dass sie den Aussagen in den Apotheken in so einem Fall nicht vertrauen, sind sich immerhin 41 Prozent nicht sicher, was sie von einer Versicherung über die Unbedenklichkeit des betreffenden Arzneimittels durch den Apotheker halten sollen. Dies kann verschieden Gründe haben. So ist möglich, dass die Patienten vermuten, dass diejenigen, die einem ein Produkt verkauft bzw. abgegeben haben (in diesem Fall also die Apotheker das Arzneimittel), bei Auskünften über dessen Qualität nicht objektiv sein können. Dabei geht man jedoch davon aus, dass man sich an die gleiche Stelle wendet, bei der man das Arzneimittel erworben hat. Es ist auch möglich, dass die Patienten Zweifel daran haben, ob ein Apotheker ohne größeren Aufwand beurteilen kann, ob es sich bei einem Arzneimittel um eine Fälschung handelt. In den individuellen Angaben, die viele Patienten hier gemacht haben, was sie im Fall eines verdächtigen Merkmals und einer daraus resultierenden Verunsicherung von der Apotheke erwarten, wird deutlich, dass die Patienten nicht nur beruhigt werden wollen, sondern eine schlüssige Erklärung erwarten und darüber hinaus oft eine Kontaktaufnahme der Apotheke mit dem Arzneimittelhersteller, um Zweifel auszuräumen.

Die Patienten schätzen auch die Sicherheit von Arzneimitteln aus verschiedenen Bezugsquellen sehr unterschiedlich ein, wie sich aus Abbildung 7 ergibt:

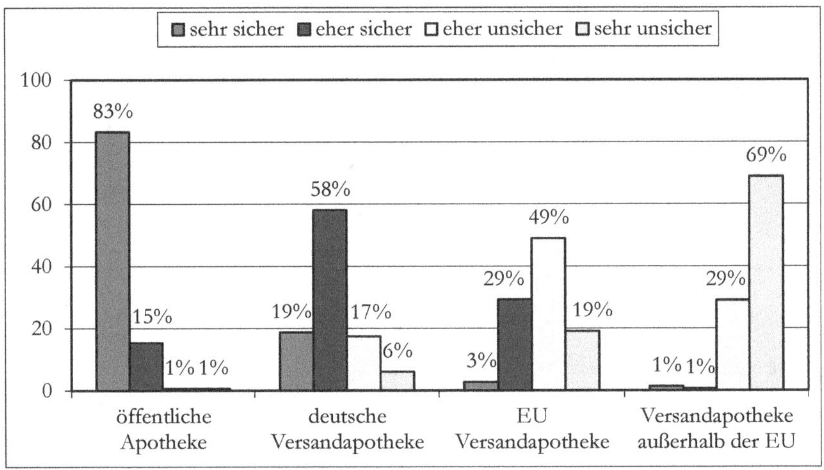

Abbildung 7: Einschätzung der Sicherheit von Arzneimitteln aus verschiedenen Bezugsquellen (n=150)

Das Vertrauen der Teilnehmer an der Befragung in die deutsche öffentliche Apotheke ist demnach sehr groß. 98 Prozent meinen, dass Arzneimittel von dort entweder „sehr sicher" oder „eher sicher" sind. In der Reihenfolge deutsche öffentliche Apotheken über deutsche

Versandapotheken, EU-Versandapotheken zu Versandapotheken außerhalb der Europäischen Union sinkt das Vertrauen der Befragten in die Sicherheit der von dort erworbenen Arzneimittel deutlich und kontinuierlich. Weniger als die Hälfte vertrauen Arzneimitteln aus Versandapotheken außerhalb Deutschlands. Dabei ist das Misstrauen gegenüber Versandapotheken außerhalb der EU noch um einiges größer als gegenüber EU-Versandapotheken. Diese Ergebnisse zeigen, dass den befragten Patienten durchaus bewusst ist, dass der Versand- bzw. Internethandel mit Arzneimitteln Risiken in sich birgt. Allerdings ist das Vertrauen in deutsche Versandapotheken relativ hoch (77 Prozent schätzen Arzneimittel von dort als „sehr sicher“ oder „eher sicher“ ein). Offen bleibt dabei, inwieweit die Patienten das Herkunftsland einer Versandapotheke überprüfen und einschätzen können.

Abbildung 8 zeigt, wie die befragten Patienten verschiedene Merkmale in Bezug auf gefälschte Arzneimittel einschätzen. Unter den 14 vorgegebenen Merkmalen sollten sie diejenigen ankreuzen, die nach ihrer Ansicht Hinweise auf Fälschungen sein können:

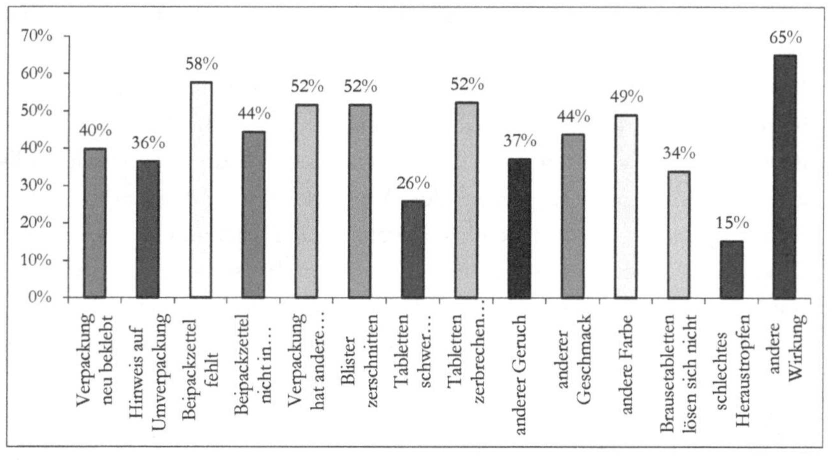

Abbildung 8: Einschätzung von Merkmalen in Bezug auf gefälschte Arzneimittel (Mehrfachnennungen möglich, Anzahl der Befragten n=151)

Am häufigsten wird von den Befragten das Merkmal „Das Arzneimittel wirkt nicht wie sonst“ angegeben. Dieses Merkmal ist zugleich dasjenige, das am subjektivsten ist und am schwierigsten von anderen Personen eingeschätzt werden kann, ohne dabei den Wirkstoffgehalt zu untersuchen. Denn ein Arzneimittel kann bei einem Patienten aus verschiedenen Gründen anders als gewohnt wirken, ohne dass sich an dessen Zusammensetzung etwas geändert hat.

Bei allen anderen vorgegebenen Merkmalen ist es möglich, ohne größeren Aufwand einen Vergleich mit den Originalpräparaten herzustellen, um dann gegebenenfalls zu entscheiden, das Arzneimittel weiter zu untersuchen. Bei diesen erscheint den meisten Befragten (58 Prozent) verdächtig zu sein, wenn bei einem Arzneimittel der Beipackzettel fehlt. Das macht deutlich, dass die Patienten diese in Deutschland gesetzlich vorgeschriebene Gebrauchsanweisung bei ihrem Arzneimittel erwarten. Die Packungsbeilage betrifft auch das Merkmal, dass sie nicht (nur) in deutscher Sprache verfasst ist. Gebrauchsanweisungen, die nicht in Deutsch verfasst sind, sind in Deutschland nicht zugelassen, kommen jedoch bei Fälschungen vor. Hier haben 44 Prozent der Befragten ein Kreuz gemacht. In den Gesprächen mit den Patienten hat sich gezeigt, dass man dabei allerdings differenzieren muss. Einige Patienten haben angegeben, dass sie Beipackzettel in mehreren Sprachen aus anderen Ländern wie z. B. der Schweiz kennen und sie nur dann Verdacht schöpfen würden, falls es keine Hinweise auf Deutsch gäbe. Von jeweils 52 Prozent der befragten Patienten wird angegeben, dass die drei Merkmale „Blister zerschnitten“, „andere Farbe der Verpackung“ und „Zerbrechen der Tabletten beim Ausdrücken“ Hinweise auf Fälschungen sein könnten. Tatsächlich scheint es so zu sein, dass die Farbgestaltung der Verpackung Hinweise auf Fälschungen geben kann, wobei die Fälscher jedoch immer professioneller werden und Arzneimittelfälschungen daran nicht immer zu erkennen sind. Die zerschnittenen Blister kommen dagegen auch bei Parallelimporten von Arzneimitteln vor. Dadurch soll die verordnete und in Deutschland übliche Stückzahl von Tabletten oder Kapseln in einer Verpackung erreicht werden, die von derjenigen in anderen Ländern, aus denen die Arzneimittel importiert werden, abweichen kann. Das verunsichert viele Patienten und führt zu Nachfragen in den Apotheken. Die Merkmale „andere Farbe", „anderer Geschmack" und „anderer Geruch" des Arzneimittels beunruhigen weniger als die Hälfte der befragten Patienten, wobei das Merkmal andere Farbe mit 49 Prozent nur knapp unter der Hälfte der Befragten liegt. Vielleicht liegt dies daran, dass einige Patienten die Erfahrung gemacht haben, dass sich die Zusammensetzung ihrer Arzneimittel und dadurch eines der Merkmale verändern kann. Bei einer Veränderung der Rezepturen bzw. Zusammensetzungen sind in so einem Fall Mitteilungen der Hersteller an die Apotheken sinnvoll, um betroffene Patienten darüber informieren zu können und Verunsicherungen von vornherein auszuschließen. Ebenfalls weniger als die Hälfte der Befragten schätzt die beiden ebenfalls für Parallelimporte typischen Merkmale „Umverpackung" und „Beklebung der Verpackung" als Hinweise für gefälschte Arzneimittel ein, was an bereits damit gemachten Erfahrungen liegen kann. Etwa einem Drittel der Befragten kommen Brausetabletten, die sich nicht gut auflösen, verdächtig vor, und ca. ein Viertel der Befragten meint, dass Tabletten, die sich nur schwer aus dem Blister drücken lassen, ein Merkmal für Fälschungen sein könnte. Beide Merkmale kommen aber auch bei nicht gefälschten Arzneimitteln immer wieder vor. Brausetabletten verschiedener Hersteller mit dem gleichen Wirkstoff können unterschiedliche Auflösungsgeschwindigkeiten in Wasser aufweisen. Tabletten der gleichen Marke, aber verschiedener Chargen können sich bei ihrer Handhabung von einander unterscheiden, z. B. kann die Teilbarkeit von Tabletten mit Bruchkerbe bei verschiedenen Chargen variieren. Das Merkmal, das am wenigsten angekreuzt worden ist (15 Prozent), ist das schlechte Heraustropfen aus Tropfflaschen.

Nachdem die Patienten angegeben haben, welche Merkmale sie als Hinweise für Fälschungen betrachten, wurden sie gefragt, wie sehr sie die einzelnen Merkmale im Sinne einer Gewichtung beunruhigen würden. Die Ergebnisse zeigt Tabelle 3:

Tabelle 3: Beunruhigung der Befragten durch verschiedene Merkmale

Merkmal	Anzahl aller Antworten	sehr beunruhigt	etwas beunruhigt	nicht beunruhigt
Verpackung neu beklebt	148	39%	47%	14%
Hinweis auf Umverpackung	147	41%	45%	14%
Beipackzettel fehlt	148	63%	30%	7%
Beipackzettel nicht in Deutsch	146	27%	39%	34%
Verpackung hat andere Farbe	142	25%	39%	36%
Blister zerschnitten	147	69%	25%	6%
Tabletten schwer herauszudrücken	147	11%	34%	55%
Tabletten zerbrechen beim Ausdrücken	148	32%	46%	22%
anderer Geruch	144	48%	38%	14%
anderer Geschmack	146	53%	36%	10%
andere Farbe	146	47%	39%	14%
Brausetabletten lösen sich nicht	145	33%	41%	26%
schlechtes Heraustropfen	146	11%	34%	55%
andere Verträglichkeit	147	63%	33%	4%

Vergleicht man die Ergebnisse der Abbildung 8 (bzw. des Fragenkomplexes 2) mit den Ergebnissen der Tabelle 3 (bzw. des Fragenkomplexes 3), ergibt sich ein differenzierteres Bild. Die Befragten sollen hier bei jedem Merkmal angeben, wie sehr sie ein verdächtiges Merkmal bei ihrem Arzneimittel beunruhigen würde. Dabei können sie zwischen „sehr beunruhigt", „etwas beunruhigt" und „nicht beunruhigt" auswählen. Die Tendenz der Antworten ist der des Fragenkomplexes 2 ähnlich. Beispielsweise wären bei dem Merkmal „Tropfen lassen sich nicht gut heraustropfen.“ 55 Prozent nicht beunruhigt, 11 Prozent dagegen sehr beunruhigt. Bei einem zerschnittenen Tablettenblister wären 69 Prozent sehr beunruhigt und 25 Prozent etwas beunruhigt, nur 6 Prozent nicht beunruhigt. Dagegen haben beim gleichen Merkmal im Fragenkomplex 2 nur 52 Prozent der Befragten angegeben, dass ein zerschnittenes Blister ein Hinweis für eine Arzneimittelfälschung sein könnte.

Abbildung 9 zeigt die persönlichen Erfahrungen der Befragten mit den genannten Merkmalen, die sie aus den beiden vorhergehenden Fragenkomplexen bereits kennen:

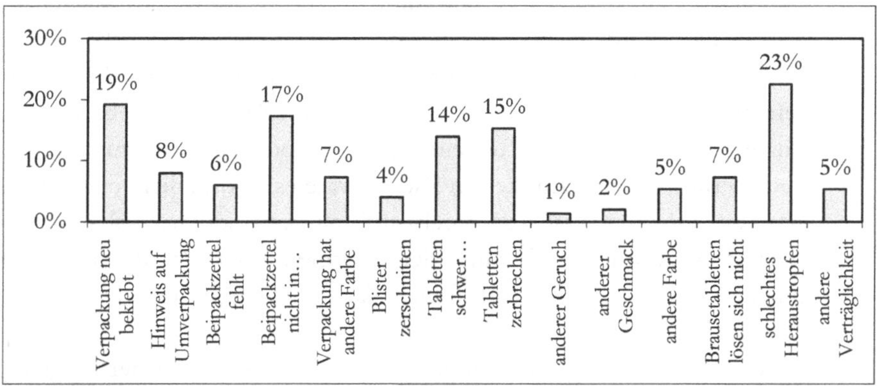

Abbildung 9: Persönliche Erfahrung mit Merkmalen (Mehrfachnennungen möglich, Anzahl der Befragten n=151)

Bei den Fragen nach den persönlichen Erfahrungen der Patienten mit den genannten Merkmalen überrascht, dass weniger als ein Viertel einem der genannten Merkmale bei einem Arzneimittel begegnet zu sein scheint. Am häufigsten werden Probleme beim Heraustropfen aus Tropfflaschen genannt (von 23 Prozent), gefolgt von neuen Beklebungen der Verpackungen (19 Prozent). Vertraut man den Angaben der Patienten, so lässt sich schlussfolgern, dass die meisten befragten Patienten bisher ausschließlich qualitativ hochwertigen Arzneimitteln und damit höchstwahrscheinlich keinen gefälschten Arzneimitteln begegnet sind.

6.2.5 Diskussion der Ergebnisse

Die Befragung deutscher Patienten soll einen ersten Eindruck über deren Wissen und Einstellungen zu gefälschten Arzneimitteln vermitteln. Die Ergebnisse geben Hinweise, worauf man bei der Information von Patienten über das Phänomen Arzneimittelfälschungen achten sollte und wo dabei eventuell noch Verbesserungen notwendig sind.

Die beteiligten Apotheken sind durch den Verfasser des Fragebogens ausgewählt worden, wobei er sich an ihm persönlich bekannte Apothekerinnen und Apotheker gewandt hat. Die Auswahl der dort befragten Frauen und Männer ist zufällig erfolgt und erhebt nicht den Anspruch, repräsentativ für eine Gruppe oder die gesamte deutsche Bevölkerung zu sein. Zu diesem Zweck wäre es erforderlich, eine Umfrage in einem größeren Maßstab durchzuführen und die Auswahl sowohl der beteiligten Apotheken als auch der befragten Frauen und Männer nach einem Verfahren durchzuführen, das eine repräsentative Auswahl gewährleistet.

Bei der Durchführung der Befragung hat sich gezeigt, wo der Fragebogen noch verbesserungsfähig ist. Im Fragenkomplex 1 sollte die Antwortmöglichkeit „Ich weiß es nicht" wegfallen, so dass sich die Patienten entscheiden müssen, ob sie von gefälschten Arzneimitteln schon einmal gehört haben oder nicht. Im Fragenkomplex 7 sollten die beiden Antwortmöglichkeiten „Vielleicht" und „Ich weiß es nicht" ebenfalls wegfallen, damit auch hier ein klares Bild entstehen kann, inwieweit die Befragten den Zusicherungen der Apotheker vertrauen oder nicht. Außerdem sollte bei den allgemeinen Daten der Bildungsstand über die Anzahl der Schuljahre oder den höchsten Schul- bzw. Hochschulabschluss erhoben werden, um Rückschlüsse zwischen dem Wissenstand über gefälschte Arzneimittel und dem Bildungsstand ziehen zu können. Daraus können sich unter Umständen Handlungsstrategien für eine aktive

Information ableiten. Schließlich ist eine genauere Differenzierung bei den befragten Patienten zwischen denjenigen, die regelmäßig Arzneimittel einnehmen, und denjenigen, die nur bei Bedarf ein Medikament einnehmen, wünschenswert, um auch hier ein differenziertes Bild der Befragten zu erhalten und dadurch passende Strategien zur Information zu entwickeln. Die Frage nach der regelmäßigen Arzneimittelnahme wird zwar gestellt, sie steht aber an einer unpassenden Stelle des Fragebogens (unter der Rubrik „Wo besorgen Sie sich regelmäßig ihre Arzneimittel?"). Besser ist es, wenn die Befragten unter einer eigenen Rubrik entscheiden sollen, ob sie regelmäßig oder gelegentlich Arzneimittel einnehmen.

Da das Thema Arzneimittelfälschungen in Zukunft wahrscheinlich weiter aktuell sein wird, empfiehlt es sich, eine Befragung deutscher Patienten in einem größeren Maßstab und in einer Gruppe, die repräsentativ ist, durchzuführen und dabei die angeführten Punkte zu berücksichtigen. Die Ergebnisse der vorliegenden Befragung belegen, dass die öffentliche Apotheke einen Vertrauensbonus besitzt, der gleichzeitig auch ihre besondere Verantwortung im Kampf gegen Arzneimittelfälschungen betont. Die Apotheker sind deshalb aufgefordert, sich mit diesem Thema zu beschäftigen, in ihrer täglichen Arbeit entsprechende aufmerksam zu sein und ihre Patienten im Sinne einer sicheren Arzneimittelbeschaffung zu beraten.

Abbildungsverzeichnis

Tabellenverzeichnis

Quellenverzeichnis

[1] Awofeso, N.: Re-defining 'Health'. In: http://www.who.int/bulletin/bulletin_board/83/ustun11051/en/, Stand: 07.07.2007

[2] NN: FAQ. What is the WHO definition of health?. In: http://www.who.int/suggestions/faq/en/, Stand: 07.07.2007

[3] Schwabe, U., Paffrath D.: Arzneiverordnungs-Report 2006. In: http://wido.de/fileadmin/wido/downloads/pdf_arzneimittel/wido_arz_pk_avr06_1006.pdf, Stand: 20.07.2007

[4] Blasius, H.: 25 Jahre Arzneimittelgesetz. Die Grundlage unserer Arzneimittelsicherheit. In: http://www.deutscher-apotheker-verlag.de/daz_neu/intern/daz/03/41/27581.html, Stand: 11.07.2007

[5] Meyer, H.J.: 12. AMG-Novelle - Strengere Regeln für den Arzneimittelgroßhandel. Teil 1: Verschärfung des Fälschungsverbots und Erlaubnispflicht für Arzneimittelgroßhandel. In: http://www.deutscher-apotheker-verlag.de/daz_neu/intern/daz/04/36/30734.html, Stand: 23.09.2007

[6] NN: General information on counterfeit medicines. In: http://www.who.int/medicines/services/counterfeit/overview/en/index.html, Stand: 14.07.2007

[7] Bale, H.: Counterfeit Medicines: The Role of Industry and Pharmacists. In: http://www.ifpma.org/News/SpeechDetail.aspx?nID=25, Stand: 14.07.2007

[8] NN: Federal Food, Drug, and Cosmetic Act. In: http://www.fda.gov/opacom/laws/fdcact/fdcact1.htm, Stand: 20.07.2007

[9] Schweim, H.: Arzneimittelfälschungen global und in Deutschland. In: Dtsch. Apoth. Ztg. 145 (2005) 4390 - 4397

[10] Holzgrabe, U., Deubner, R., Novatchev, N., Wienen, F.: Verunreinigung von Arzneistoffen. "Handel" mit Penicillin im Nachkriegs-Wien. In: http://www.deutscher-apotheker-verlag.de/daz_neu/intern/daz/03/26/26258.html, Stand: 16.06.2007

[11]Jähnke, R: Probleme der Arzneimittelversorgung in den Ländern der Dritten Welt. In: Dtsch. Apoth. Ztg. 142 (2002) 3981 - 3982

[12] NN: Arzneimittelfälschungen - Ein skrupelloses Geschäft. In: http://www.gphf.org/web/de/minilab/hintergrund_arzneimittelfaelschungen.htm, Stand: 16.09.2007

[13] Sucker-Sket K.: Arzneimittelfälschungen. Neue Testmethoden für AIDS-Medikamente. In: http://www.deutscher-apotheker-verlag.de/daz_neu/intern/daz/03/49/28087.html, Stand: 20.07.2007

[14] NN: Counterfeit medicines. In: http://www.who.int/mediacentre/factsheets/fs275/en/, Stand: 10.08.2007

[15] Hollstein, P.: Immer mehr Arzneimittelfälschungen. In: Pharm. Ztg. 152 (2007) 2130

[16] Sucker-Sket K.: Arzneimittelfälschungen. Die größte Schwachstelle ist das Internet. In: http://www.deutscher-apotheker-verlag.de/daz_neu/intern/daz/05/18/33011.html, Stand: 20.07.2007

[17] Sucker-Sket K.: Fälschungen. Warnung vor Rimonabant-Fälschungen im Web. In: http://www.deutscher-apotheker-verlag.de/daz_neu/intern/daz/06/13/36969.html, Stand: 20.07.2007

[18] Bundesministerium für Gesundheit und Soziale Sicherung: Bekanntmachung von Empfehlungen zum Versandhandel und elektronischen Handel mit Arzneimitteln. In: http://www.bmg.bund.de/cln_041/nn_605028/SharedDocs/Download/DE/Themenschwerpunkte/Gesundheit/Arzneimittel/pdf-BekanntmachungVersandInternet-pdf,templateId=raw,property=publicationFile.pdf/pdf-BekanntmachungVersandInternet-pdf.pdf, Stand: 16.09.2007

[19] Schweim, H.: Arzneimittel im Internet-Versandhandel - sicher!? In: Dtsch. Apoth. Ztg. 147 (2007) 3058 - 3063

[20] Kilian, K.: Arznei-Versandhandel: Status Quo. In: http://www.bvdva.de/fileadmin/content/pdf/Daten_und_Fakten_zum_Versandhandel_Jan_01.pdf, Stand: 11.08.2007

[21] Kilian, K.: Woran erkenne ich eine seriöse Versandapotheke? In: http://www.bvdva.de/fileadmin/content/pdf/aktuelles/Sichere_Versandapotheke. pdf, Stand: 11.08.2007

[22] Uhl, D.: Internetapotheken. FDA warnt vor gefälschtem Xenical®. In: Dtsch. Apoth. Ztg. 147 (2007) 2120

[23] Uhl, D.: DAZ-Interview. "Öffnung des Internethandels war ein Kardinalfehler!" In: Dtsch. Apoth. Ztg. 147 (2007) 2121 - 2123

[24] Stephani, H.: europaticker VERMISCHTES. Saarland lehnt Initiative zum Verbot des Arzneimittel-Versandhandel ab. In: http://www.europaticker.de/ticker/news_druck0.php3?nummer=2759, Stand: 30.04.2007

[25] Tawab M., Reinhardt M., Flamme D., Schubert-Zsilavecz M.: Arzneimittelfälschungen aus dem Internet. In: Dtsch. Apoth. Ztg. 147 (2007) 810 - 815

[26] NN: Counterfeit Drugs. Guidelines for the development of measures to combat counterfeit medicines. In: http://whqlibdoc.who.int/hq/1999/WHO_EDM_QSM_99.1.pdf, Stand: 20.08.2007

[27] Harper, J.: Counterfeit Medicines. Survey report. Council of Europe 2005, 116 - 132

[28] NN: FAQ. International Medical Products Anti-Counterfeiting Taskforce. In: http://www.who.int/medicines/services/counterfeit/faqs/count_q-a/en/index.html, Stand: 20.08.2007

[29] NN: WHO-Western Pacific Region. Rapid Alert System. In: http://218.111.249.28/ras/default2.asp, Stand: 20.08.2007

[30] NN: Counterfeit Medicines. Introduction. In: http://www.fip.org/www2/subsections/index.php?page=menu_counterfeitmedicines, Stand: 21.08.2007

[31] NN: Counterfeit Medicines. Report a counterfeit case. In: http://www.fip.org/www2/subsections/index.php?page=menu_counterfeitmedicines&menu_counterfeitmedicines=menu_counterfeitmedicines_report, Stand: 21.08.2007

[32] NN: Counterfeit Medicines. Information for patients and the public. In: http://www.fip.org/www2/subsections/index.php?page=menu_counterfeitmedicines&menu_counterfeitmedicines=menu_counterfeitmedicines_infofor, Stand: 21.08.2007

[33] NN: Counterfeit Drugs. In: http://www.fda.gov/oc/initiatives/counterfeit, Stand: 21.08.2007

[34] NN: Buying Medicines and Medical Products Online. In: http://www.fda.gov/oc/buyonline/default.htm, Stand: 21.08.2007

[35] NN: Startseite des Bundesministerium für Gesundheit. In: http://www.bmg.bund.de, Stand: 21.08.2007

[36] NN: Startseite des BfArM. In: http://www.bfarm.de, Stand: 21.08.2007

[37] NN: Startseite der BZgA. In: http://www.bzga.de/, Stand: 21.08.2007

[38] NN: Fragen und Antworten: Arzneimittelversorgung - Grundzüge unserer Arzneimittelversorgung. Ist der Versandhandel von Arzneimitteln erlaubt? In: http://www.die-gesundheitsreform.de/gesundheitssystem/themen_az/fragen_antworten/arzneimittelversorgung/grundzuege_versandhandel.html, Stand: 21.08.2007

[39] NN: Das GPHF-Minilab®. In: http://www.gphf.org/web/projekte/minilab/index.htm, Stand:30.09.2006

[40] NN: Das GPHF-Minilab®. In: http://www.gphf.org/web/de/minilab/index.htm, Stand: 20.08.2007

[41] Cockburn, R., Newton, P. N., Kyeremateng Agyarko, E., Akunyili, D., White, N. J.: The Global Threat of Counterfeit Drugs: Why Industry and Governments Must Communicate the Dangers. In: http://medicine.plosjournals.org/perlserv/?request=get-document&doi=10.1371/journal.pmed.0020100, Stand: 20.08.2007

[42] NN: BPI-Positionspapier. Bekämpfung von Arzneimittelfälschungen und Schutz der Patienten. In: http://www.bpi.de/UserFiles/File/bpi/publikationen/BPI_Falschungen.pdf, Stand: 21.08.2007

[43] NN: Arzneimittelfälschungen. In: http://www.vfa.de/de/politik/positionen/arzneimittelfaelschungen.html , Stand: 21.08.2007

[44] NN: WHO sagt Arzneimittelfälschern den Kampf an. In: http://www.vfa.de/de/politik/artikelpo/arzneimittel-faelschungen.html, Stand: 21.08.2007

[45] NN: Quality & Counterfeiting. In: http://www.ifpma.org/Issues/issues_quality.aspx, Stand: 21.08.2007

[46] Ditzel, P.: DAZ-Interview zum Pfizer-Modell. Die Versorgungssicherheit soll verbessert werden. In: http://www.deutscher-apotheker-verlag.de/daz_neu/intern/daz/05/31/33886.html, Stand: 23.09.2007

[47] NN: Pfizer will Systemveränderung. Big Brother. In: http://www.deutscher-apotheker-verlag.de/daz_neu/intern/daz/06/44/38881.html, Stand: 23.09.2007

[48] NN: Was macht die BUKO Pharma-Kampagne? In: http://www.bukopharma.de/haupt.html, Stand: 22.08.2007

[49] Schaaber, J.: Medikamentenfälschungen - Wo liegen die Probleme? In: Pharma-Brief Spezial Nr. 1/2007, 1

[50] Schaaber, J.: IMPACT - Wohin des Wegs? WHO bei Fälschungen unter Industrieeinfluss. In: Pharma-Brief Spezial Nr. 1/2007, 11 - 12

Anlagenverzeichnis

Anlage 1 Fragebogen „Counterfeit Drugs"

Counterfeit Drugs – how much of a problem are they in your country?

Dear Sir or Madam,

The issue of counterfeit drugs has become more and more critical in recent years. Counterfeit drugs increasingly threaten the success of patients´ drug therapies worldwide. The fight against this problem requires international cooperation in which the FIP would like to support the WHO. Therefore, we would like to analyse the legal situation of counterfeit drugs in individual countries. This questionnaire is intended to help with this assessment. Please take a few minutes to answer the following questions by marking with a cross or filling in as appropriate:

Please give the name and the address of your member association at the International Pharmaceutical Federation (FIP) and the name of your country:

1. Do laws or other legal regulations exist in your country which support the safety of the supply chain of medicines?		
☐ Yes	☐ No	☐ I do not know

2. Please list names and roles of the authorities involved in combating counterfeit medicines in your country.	
Name/address/contact person/role:	☐ I do not know

3. Do you have a registration system for quality problems of drugs in your country (e. g. if there are galenic or pharmacological problems)?			
☐ Yes, it is mandatory	☐ Yes, it is voluntary	☐ No	☐ I do not know
If yes: Who do you report to?			
The following authorities:		☐ I do not know	

4. Do you have a legal definition of counterfeit medicines in your country?			
☐ Yes, we use the following definition:	☐ Yes, we use the WHO definition.	☐ No	☐ I do not know
If yes: In which laws, acts or other legal regulations do you find this definition?			
The following regulations:		☐ I do not know	

5. What are counterfeit medicines in your country (defined by law)? Please mark all points that apply:	
O Products without any active ingredient	O Products with wrong quantities of the active ingredients
O Products with wrong ingredients	O Products with right quantities of the active ingredients but with fake packaging
O Illegal copies of an original product	O Products with forbidden levels of impurities and contaminants
O Others. Please name them:	O I do not know exactly and therefore cannot mark anything above.

6.1. Which kind of crime are counterfeit drugs in your country? Please mark all points that apply:	
O It can infringe a patent	O It can be piracy (e.g. by using brand names)
O The producer has no manufacturing permission	O It is a personal injury for patients
O Others. Please name them:	O I do not know exactly and therefore cannot mark anything above.
6.2. Which penalty is there for someone producing/smuggling/possessing for the purpose of sale or distribution/selling counterfeit drugs?	
O Imprisonment	O Fine
O Others. Please name them:	
O No sentence	O I do not know
6.3. Is there public information about penalties actually applied against someone producing/smuggling/possessing for the purpose of sale or distribution/selling counterfeit drugs?	
O Imprisonment number of cases: duration of imprisonment:	O Fine number of cases: amount of fines:
O Others. Please name them	
O Numbers of cases awaiting judgement:	O I do not know

Please add any comments concerning counterfeit medicines:
Please give your name and your email address for queries, if you would like to:

Thank you very much for your help! All data will be treated with the strictest confidence and individual information will not be passed on to third parties.

Anlage 2 Fragebogen „Umfrage zu Ihren Arzneimitteln"

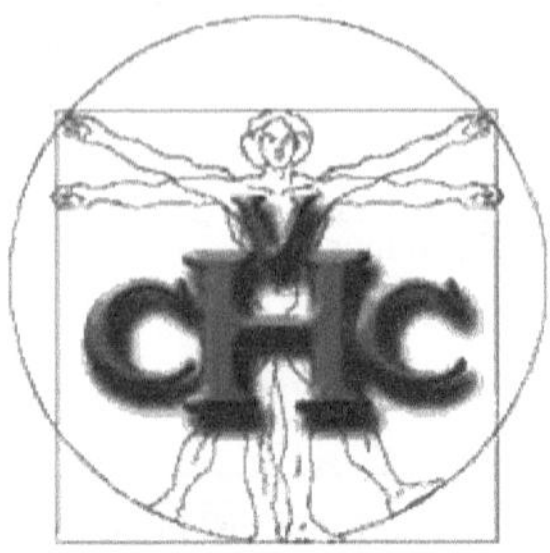

Umfrage zu Ihren Arzneimitteln

Liebe Patientinnen und Patienten, sehr geehrte Damen und Herren,

im Rahmen eines Aufbaustudiengangs an der Charité - Universitätsmedizin Berlin führen wir eine Umfrage über nachgemachte bzw. gefälschte Arzneimittel durch.

Sie kennen nachgemachte Produkte wahrscheinlich schon aus anderen Bereichen: Man kann in einigen Ländern Markenprodukte wie Uhren oder Kleidungsstücke oft sehr günstig kaufen. Dabei ist vielen Menschen bewusst, dass es sich meistens nicht um Originalprodukte, sondern um gefälschte Markenprodukte handelt. Bei Arzneimitteln ist damit jedoch ein höheres Risiko verbunden. Wir möchten deshalb wissen, welche Bedeutung dieses Thema für Sie hat und wie Sie glauben, gefälschte Arzneimittel erkennen zu können.

Bitte nehmen Sie sich ein paar Minuten Zeit, um die folgenden Fragen durch Ankreuzen einzelner Aussagen zu beantworten und geben Sie beim nächsten Besuch diesen Fragebogen in Ihrer Apotheke ab.

Alle von Ihnen angegebenen Daten werden von uns vertraulich behandelt.

Prof. Dr. Marion Schaefer Apotheker Rüdiger Kolbeck

Consumer Health Care
Institut für Klinische Pharmakologie
Charité - Universitätsmedizin Berlin
Invalidenstr. 115, 10115 Berlin

Apotheke:

1. Ist Ihnen das Thema „gefälschte Arzneimittel" schon einmal begegnet?

- ❍ Ja
- ❍ Nein
- ❍ Ich weiß es nicht

Falls Ja: Wie sind Sie damit in Berührung gekommen?
(mehrere Antworten möglich)

- ❍ Bericht in den Massenmedien (Zeitungen, Zeitschriften, Radio, Fernsehen, Internet)
- ❍ Gespräch mit Arzt oder Apotheker
- ❍ Gespräch mit Verwandten, Freunden, Bekannten
- ❍ Ich habe schon einmal ein vermutlich gefälschtes Arzneimittel erhalten.

2. Nachahmerprodukte lassen sich oft an bestimmten Merkmalen erkennen: Woran kann man nach Ihrer Auffassung gefälschte Arzneimittel erkennen? (mehrere Antworten möglich)

Das Arzneimittel weist äußerliche Besonderheiten auf:

- ❍ Die Verpackung ist noch einmal beklebt worden.
- ❍ Es gibt einen Hinweis, dass das Arzneimittel umverpackt worden ist.
- ❍ Der Beipackzettel fehlt.
- ❍ Die Gebrauchsanweisung ist nicht (nur) in deutscher Sprache.
- ❍ Die Verpackung hat eine andere Farbe oder einen anderen Farbton als sonst.
- ❍ Die unmittelbare Plastikverpackung ist nicht einheitlich bzw. zerschnitten.

Das Arzneimittel lässt sich nicht wie gewohnt öffnen:

- ❍ Tabletten lassen sich nur schwer aus der Plastikverpackung drücken.
- ❍ Tabletten gehen beim Ausdrücken kaputt.

Bei der Anwendung des Arzneimittels gibt es Besonderheiten:

- ❍ Das Arzneimittel riecht nicht wie sonst.
- ❍ Das Arzneimittel schmeckt nicht wie sonst.
- ❍ Das Arzneimittel hat eine andere Farbe als sonst.
- ❍ Brausetabletten lösen sich nicht oder nur sehr langsam auf.
- ❍ Tropfen lassen sich nicht gut heraustropfen.
- ❍ Das Arzneimittel wirkt nicht wie sonst.

Ich achte noch auf folgende Merkmale:

....

....

3. Wären Sie beunruhigt, wenn Sie ein Arzneimittel mit folgenden Merkmalen erhielten?

	sehr beunruhigt	etwas beunruhigt	nicht beunruhigt
Die Verpackung ist noch einmal beklebt worden.	❍	❍	❍
Es gibt einen Hinweis, dass das Arzneimittel umverpackt worden ist.	❍	❍	❍
Der Beipackzettel fehlt.	❍	❍	❍
Die Gebrauchsanweisung ist nicht (nur) in deutscher Sprache.	❍	❍	❍
Die Verpackung hat eine andere Farbe oder einen anderen Farbton als sonst.	❍	❍	❍
Die unmittelbare Plastikverpackung ist nicht einheitlich bzw. zerschnitten.	❍	❍	❍
Tabletten lassen sich nur schwer aus der Plastikverpackung drücken.	❍	❍	❍
Tabletten gehen beim Ausdrücken kaputt.	❍	❍	❍
Das Arzneimittel riecht nicht wie sonst.	❍	❍	❍
Das Arzneimittel schmeckt nicht wie sonst.	❍	❍	❍
Das Arzneimittel hat eine andere Farbe als sonst.	❍	❍	❍
Brausetabletten lösen sich nicht oder nur sehr langsam auf.	❍	❍	❍
Tropfen lassen sich nicht gut heraustropfen.	❍	❍	❍
Das Arzneimittel ist nicht so gut verträglich wie sonst.	❍	❍	❍

**4. Haben Sie schon einmal ein AM mit einem oder mehreren dieser Merkmale erhalten?
(mehrere Antworten möglich):**

- ❍ Die Verpackung ist noch einmal beklebt worden.
- ❍ Es gibt einen Hinweis, dass das Arzneimittel umverpackt worden ist.
- ❍ Der Beipackzettel fehlt.
- ❍ Die Gebrauchsanweisung ist nicht (nur) in deutscher Sprache.
- ❍ Die Verpackung hat eine andere Farbe oder einen anderen Farbton als sonst.
- ❍ Die unmittelbare Plastikverpackung ist nicht einheitlich bzw. zerschnitten.
- ❍ Tabletten lassen sich nur schwer aus der Plastikverpackung drücken.
- ❍ Tabletten gehen beim Ausdrücken kaputt.
- ❍ Das Arzneimittel riecht nicht wie sonst.
- ❍ Das Arzneimittel schmeckt nicht wie sonst.
- ❍ Das Arzneimittel hat eine andere Farbe als sonst.
- ❍ Brausetabletten lösen sich nicht oder nur sehr langsam auf.
- ❍ Tropfen lassen sich nicht gut heraustropfen.
- ❍ Das Arzneimittel ist nicht so gut verträglich wie sonst.

Können Sie ein Arzneimittel nennen, bei dem Ihnen das passiert ist?

....

....

5. Was würden Sie machen, wenn Sie den Eindruck haben, dass mit Ihrem Arzneimittel etwas nicht in Ordnung ist? (mehrere Antworten möglich):

- ❍ Ich würde in meine Apotheke gehen und nachfragen.
- ❍ Ich würde meinen Arzt ansprechen.
- ❍ Ich würde mich an den Hersteller wenden:

  ❍ schriftlich ❍ telefonisch ❍ per E-Mail

- ❍ Ich würde mich an die Polizei wenden.
- ❍ Ich würde folgendes machen (bitte kurz ausführen):

....

....

6. Seit 2004 sind der Versandhandel und der Internethandel mit Arzneimitteln in Deutschland erlaubt. Für wie sicher halten Sie Arzneimittel aus folgenden Quellen?

	sehr sicher	eher sicher	eher unsicher	sehr unsicher
Das Arzneimittel kommt aus einer öffentlich zugänglichen Apotheke, dort hole ich es mir entweder selbst ab oder es wird mir von einem Boten dieser Apotheke gebracht.	❍	❍	❍	❍
Das Arzneimittel wird aus einer Versandapotheke zugeschickt, deren Sitz in Deutschland ist.	❍	❍	❍	❍
Das Arzneimittel wird aus einer Versandapotheke zugeschickt, deren Sitz in der Europäischen Union (außerhalb Deutschlands) ist.	❍	❍	❍	❍
Das Arzneimittel wird aus einer Versandapotheke zugeschickt, deren Sitz außerhalb der Europäischen Union ist.	❍	❍	❍	❍

7. Stellen Sie sich bitte vor, dass Sie durch eines der oben beschriebenen Merkmale beunruhigt sind. Sie gehen in Ihre Apotheke und fragen nach. Der Apotheker versichert Ihnen, dass mit dem Medikament alles in Ordnung ist. Sind Sie dann beruhigt?

❍ Ja

❍ Nein ❍ Vielleicht ❍ Ich weiß es nicht

❍ Ich würde folgendes vom Apotheker erwarten (bitte kurz ausführen):

....

....

Zum Schluss bitten wir noch um einige persönliche Angaben:

Welches Geschlecht haben Sie?

❍ weiblich ❍ männlich

In welchem Jahr sind Sie geboren?

....

Wo besorgen Sie sich regelmäßig Ihre Arzneimittel?

❍ Nur in örtlichen Apotheken.

❍ Über örtliche Apotheken und Versandapotheken (z. B. über das Internet).

❍ Nur über eine Versandapotheke (z. B. über das Internet).

❍ Ich nehme keine Arzneimittel regelmäßig ein.

Wer hat den Fragebogen ausgefüllt?

❍ ich selbst ❍ meine Apothekerin/mein Apotheker

Vielen Dank für Ihre Unterstützung. Wir wünschen Ihnen viel Gesundheit und werden uns weiterhin dafür einsetzen, dass Ihre Arzneimittel sicher sind.

Anlage 3 Fragebogen „Umfrage zu Ihren Arzneimitteln“ mit Nummerierung und Anzahl der Antworten

1. Ist Ihnen das Thema „gefälschte Arzneimittel“ schon einmal begegnet?
Anzahl der Antworten: 150

1 ❍ Ja	2 ❍ Nein	3 ❍ Ich weiß es nicht
96	49	5

Falls Ja: Wie sind Sie damit in Berührung gekommen?
(mehrere Antworten möglich)
Anzahl der Antworten: 126

4 ❍ Bericht in den Massenmedien (Zeitungen, Zeitschriften, Radio, Fernsehen, Internet)
85

5 ❍ Gespräch mit Arzt oder Apotheker
14

6 ❍ Gespräch mit Verwandten, Freunden, Bekannten
26

7 ❍ Ich habe schon einmal ein vermutlich gefälschtes Arzneimittel erhalten.
1

2. Nachahmerprodukte lassen sich oft an bestimmten Merkmalen erkennen: Woran kann man nach Ihrer Auffassung gefälschte Arzneimittel erkennen? (mehrere Antworten möglich)
Anzahl der Antworten: 911 (Antworten 8-21)

Das Arzneimittel weist äußerliche Besonderheiten auf:

8 ❍ Die Verpackung ist noch einmal beklebt worden.
60

9 ❍ Es gibt einen Hinweis, dass das Arzneimittel umverpackt worden ist.
55

10 ❍ Der Beipackzettel fehlt.
87

11 ❍ Die Gebrauchsanweisung ist nicht (nur) in deutscher Sprache.
67

12 ❍ Die Verpackung hat eine andere Farbe oder einen anderen Farbton als sonst.
78

13 ❍ Die unmittelbare Plastikverpackung ist nicht einheitlich bzw. zerschnitten.
78

Das Arzneimittel lässt sich nicht wie gewohnt öffnen:

14 O Tabletten lassen sich nur schwer aus der Plastikverpackung drücken.
39

15 O Tabletten gehen beim Ausdrücken kaputt.
79

Bei der Anwendung des Arzneimittels gibt es Besonderheiten:

16 O Das Arzneimittel riecht nicht wie sonst.
56

17 O Das Arzneimittel schmeckt nicht wie sonst.
66

18 O Das Arzneimittel hat eine andere Farbe als sonst.
74

19 O Brausetabletten lösen sich nicht oder nur sehr langsam auf.
51

20 O Tropfen lassen sich nicht gut heraustropfen.
23

21 O Das Arzneimittel wirkt nicht wie sonst.
98

Ich achte noch auf folgende Merkmale:
Anzahl der Antworten: 32

22 ....

....

3. Wären Sie beunruhigt, wenn Sie ein Arzneimittel mit folgenden Merkmalen erhielten?

	sehr beunruhigt	etwas beunruhigt	nicht beunruhigt
Die Verpackung ist noch einmal beklebt worden. ***Anzahl der Antworten: 148***	23 ❍ 57	24 ❍ 70	25 ❍ 21
Es gibt einen Hinweis, dass das Arzneimittel umverpackt worden ist. ***Anzahl der Antworten: 147***	26 ❍ 61	27 ❍ 66	28 ❍ 20
Der Beipackzettel fehlt. ***Anzahl der Antworten: 148***	29 ❍ 93	30 ❍ 45	31 ❍ 10%
Die Gebrauchsanweisung ist nicht (nur) in deutscher Sprache. ***Anzahl der Antworten: 146***	32 ❍ 40	33 ❍ 57	34 ❍ 49
Die Verpackung hat eine andere Farbe oder einen anderen Farbton als sonst. ***Anzahl der Antworten: 142***	35 ❍ 35	36 ❍ 56	37 ❍ 51
Die unmittelbare Plastikverpackung ist nicht einheitlich bzw. zerschnitten. ***Anzahl der Antworten: 147***	38 ❍ 101	39 ❍ 37	40 ❍ 9
Tabletten lassen sich nur schwer aus der Plastikverpackung drücken. ***Anzahl der Antworten: 147***	41 ❍ 16	42 ❍ 50	43 ❍ 81
Tabletten gehen beim Ausdrücken kaputt. ***Anzahl der Antworten: 148***	44 ❍ 47	45 ❍ 68	46 ❍ 33
Das Arzneimittel riecht nicht wie sonst. ***Anzahl der Antworten: 144***	47 ❍ 69	48 ❍ 55	49 ❍ 20
Das Arzneimittel schmeckt nicht wie sonst. ***Anzahl der Antworten: 146***	50 ❍ 78	51 ❍ 53	52 ❍ 15
Das Arzneimittel hat eine andere Farbe als sonst. ***Anzahl der Antworten: 146***	53 ❍ 69	54 ❍ 57	55 ❍ 20
Brausetabletten lösen sich nicht oder nur sehr langsam auf. ***Anzahl der Antworten: 145***	56 ❍ 48	57 ❍ 60	58 ❍ 37
Tropfen lassen sich nicht gut heraustropfen. ***Anzahl der Antworten: 146***	59 ❍ 16	60 ❍ 50	61 ❍ 80
Das Arzneimittel ist nicht so gut verträglich wie sonst. ***Anzahl der Antworten: 147***	62 ❍ 92	63 ❍ 49	64 ❍ 6

4. Haben Sie schon einmal ein AM mit einem oder mehreren dieser Merkmale erhalten?
(mehrere Antworten möglich):
Anzahl der Antworten: 203

65 ❍ Die Verpackung ist noch einmal beklebt worden.
29

66 ❍ Es gibt einen Hinweis, dass das Arzneimittel umverpackt worden ist.
12

67 ❍ Der Beipackzettel fehlt.
9

68 ❍ Die Gebrauchsanweisung ist nicht (nur) in deutscher Sprache.
26

69 ❍ Die Verpackung hat eine andere Farbe oder einen anderen Farbton als sonst.
11

70 ❍ Die unmittelbare Plastikverpackung ist nicht einheitlich bzw. zerschnitten.
6

71 ❍ Tabletten lassen sich nur schwer aus der Plastikverpackung drücken.
21

72 ❍ Tabletten gehen beim Ausdrücken kaputt.
23

73 ❍ Das Arzneimittel riecht nicht wie sonst.
2

74 ❍ Das Arzneimittel schmeckt nicht wie sonst.
3

75 ❍ Das Arzneimittel hat eine andere Farbe als sonst.
8

76 ❍ Brausetabletten lösen sich nicht oder nur sehr langsam auf.
11

77 ❍ Tropfen lassen sich nicht gut heraustropfen.
34

78 ❍ Das Arzneimittel ist nicht so gut verträglich wie sonst.
8

Können Sie ein Arzneimittel nennen, bei dem Ihnen das passiert ist?
Anzahl der Antworten: 52

79

....

....

5. Was würden Sie machen, wenn Sie den Eindruck haben, dass mit Ihrem Arzneimittel etwas nicht in Ordnung ist? (mehrere Antworten möglich):
Anzahl der Antworten: 267 (Antworten 80-85)

80 ❍ Ich würde in meine Apotheke gehen und nachfragen.
145

81 ❍ Ich würde meinen Arzt ansprechen.
71

❍ Ich würde mich an den Hersteller wenden:

82 ❍ schriftlich 12 | 83 ❍ telefonisch 15 | 84 ❍ per E-Mail 15

85 ❍ Ich würde mich an die Polizei wenden.
9

86 ❍ Ich würde folgendes machen (bitte kurz ausführen):
Anzahl der Antworten: 23

....

....

6. Seit 2004 sind der Versandhandel und der Internethandel mit Arzneimitteln in Deutschland erlaubt. Für wie sicher halten Sie Arzneimittel aus folgenden Quellen?

	sehr sicher	eher sicher	eher unsicher	sehr unsicher
Das Arzneimittel kommt aus einer öffentlich zugänglichen Apotheke, dort hole ich es mir entweder selbst ab oder es wird mir von einem Boten dieser Apotheke gebracht. *Anzahl der Antworten: 150*	87 ❍ 125	88 ❍ 23	89 ❍ 1	90 ❍ 1
Das Arzneimittel wird aus einer Versandapotheke zugeschickt, deren Sitz in Deutschland ist. *Anzahl der Antworten: 150*	91 ❍ 28	92 ❍ 87	93 ❍ 26	94 ❍ 9
Das Arzneimittel wird aus einer Versandapotheke zugeschickt, deren Sitz in der Europäischen Union (außerhalb Deutschlands) ist. *Anzahl der Antworten: 148*	95 ❍ 4	96 ❍ 43	97 ❍ 72	98 ❍ 29
Das Arzneimittel wird aus einer Versandapotheke zugeschickt, deren Sitz außerhalb der Europäischen Union ist. *Anzahl der Antworten: 148*	99 ❍ 2	100 ❍ 1	101 ❍ 43	102 ❍ 102

7. Stellen Sie sich bitte vor, dass Sie durch eines der oben beschriebenen Merkmale beunruhigt sind. Sie gehen in Ihre Apotheke und fragen nach. Der Apotheker versichert Ihnen, dass mit dem Medikament alles in Ordnung ist. Sind Sie dann beruhigt?
Anzahl der Antworten: 148 (Antworten 103-106)

103 ❍ Ja
74

104 ❍ Nein
13

105 ❍ Vielleicht
47

106 ❍ Ich weiß es nicht
14

107 ❍ Ich würde folgendes vom Apotheker erwarten (bitte kurz ausführen):
Anzahl der Antworten: 62

....

....

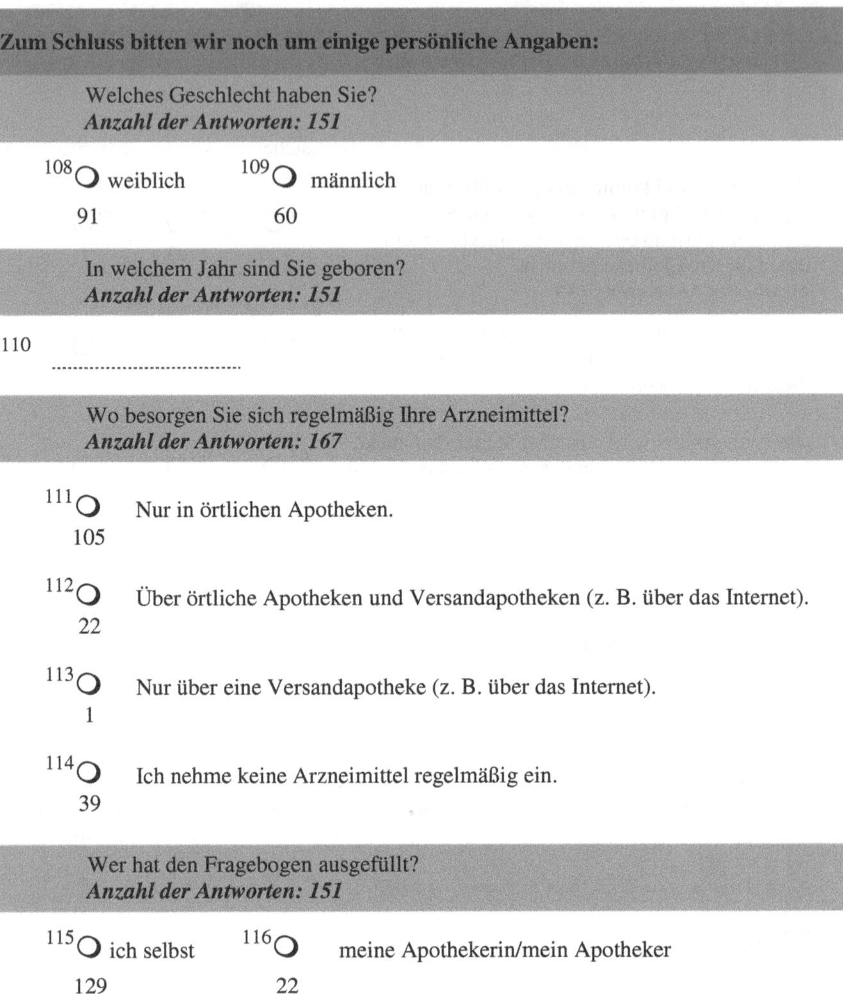

Zum Schluss bitten wir noch um einige persönliche Angaben:

Welches Geschlecht haben Sie?
Anzahl der Antworten: 151

108 ❍ weiblich — 91
109 ❍ männlich — 60

In welchem Jahr sind Sie geboren?
Anzahl der Antworten: 151

110 ....

Wo besorgen Sie sich regelmäßig Ihre Arzneimittel?
Anzahl der Antworten: 167

111 ❍ Nur in örtlichen Apotheken. — 105

112 ❍ Über örtliche Apotheken und Versandapotheken (z. B. über das Internet). — 22

113 ❍ Nur über eine Versandapotheke (z. B. über das Internet). — 1

114 ❍ Ich nehme keine Arzneimittel regelmäßig ein. — 39

Wer hat den Fragebogen ausgefüllt?
Anzahl der Antworten: 151

115 ❍ ich selbst — 129
116 ❍ meine Apothekerin/mein Apotheker — 22

Vielen Dank für Ihre Unterstützung. Wir wünschen Ihnen viel Gesundheit und werden uns weiterhin dafür einsetzen, dass Ihre Arzneimittel sicher sind.

Anlage 4 Anzahl der Antworten des Fragebogens „Umfrage zu Ihren Arzneimitteln"

Nr. der Antwort	Anzahl der Antworten
1	96
2	49
3	5
4	85
5	14
6	26
7	1
8	60
9	55
10	87
11	67
12	78
13	78
14	39
15	79
16	56
17	66
18	74
19	51
20	23
21	98
22	32
23	57
24	70
25	21
26	61
27	66
28	20
29	93
30	45
31	10
32	40
33	57
34	49
35	35
36	56
37	51
38	101
39	37

Nr. der Antwort	Anzahl der Antworten
40	9
41	16
42	50
43	81
44	47
45	68
46	33
47	69
48	55
49	20
50	78
51	53
52	15
53	69
54	57
55	20
56	48
57	60
58	37
59	16
60	50
61	80
62	92
63	49
64	6
65	29
66	12
67	9
68	26
69	11
70	6
71	21
72	23
73	2
74	3
75	8
76	11
77	34
78	8

Nr. der Antwort	Anzahl der Antworten
79	52
80	145
81	71
82	12
83	15
84	15
85	9
86	23
87	125
88	23
89	1
90	1
91	28
92	87
93	26
94	9
95	4
96	43
97	72
98	29
99	2
100	1
101	43
102	102
103	74
104	13
105	47
106	14
107	62
108	91
109	60
110	151
111	105
112	22
113	1
114	39
115	129
116	22

Weiterbildender Masterstudiengang Consumer Health Care

Der weiterbildende Masterstudiengang Consumer Health Care wurde im März 2001 an der Humboldt-Universität Berlin ins Leben gerufen und ist inzwischen an der Charité - Universitätsmedizin Berlin angesiedelt. Die staatliche Anerkennung erfolgte 2004 mit der Akkreditierung, im Jahre 2009 wurde der Studiengang erfolgreich reakkreditiert. Neben dem Master of Science kann auch das international anerkannte Diploma Supplement erworben werden.

Das Weiterbildungsstudium befasst sich mit den Bedürfnissen der Verbraucher von Gesundheitsprodukten, insbesondere von Arzneimitteln, und untersucht die Entwicklung von Gesundheitsmärkten und deren Wandlungsprozesse unter rechtlichen, pharmakoepidemiologischen und gesundheitsökonomischen Aspekten. Es richtet sich an Mitarbeiter der pharmazeutischen Industrie, Krankenkassen, Consulting-Unternehmen und Verbände sowie an Berufsanfänger, vorzugsweise an Absolventen eines Studiums der Medizin oder Pharmazie oder anderer für Consumer Health Care relevanten Studienfächer wie beispielsweise Wirtschafts-, Rechts-, Ernährungs-, Gesundheits- oder Pflegewissenschaften, Biologie, Chemie, Soziologie, Psychologie, Sozialpädagogik u. ä.

Ziel des Studiums ist der Erwerb und die Weiterentwicklung von Kenntnissen und Fertigkeiten, die bei einer Tätigkeit in der verbraucherorientierten Gesundheits- und Arzneimittelversorgung erforderlich sind, wobei auf ein fächer- und sektorübergreifendes Denken besonderer Wert gelegt wird. Zu den inhaltlichen Schwerpunkten gehören die gesetzlichen Grundlagen einer verbraucherorientierten Arzneimittelversorgung, Pharmakoepidemiologie und Pharmakovigilanz, Gesundheitsökonomie und Gesundheitsmanagement sowie Qualitätssicherung und ethische Aspekte der Arzneimittelversorgung. Weiterhin soll das Ergänzungsstudium eine Plattform für die Konsensfindung zwischen allen Partnern bilden, die an der gesundheitlichen Betreuung teilnehmen. Didaktisch steht eine integrative Wissensvermittlung im Vordergrund, die das jeweilige grundständige Studium der Teilnehmer ergänzt. Die Absolventen erwerben eine zusätzliche Qualifikation und sind damit für leitende Aufgaben im Bereich der Arzneimittelversorgung besonders geeignet.

Das berufsbegleitende Studium setzt sich aus fünf 14-tägigen Präsenzmodulen mit Vorlesungen, Seminaren, Debatten und dem zwischenzeitlichen Selbststudium zusammen. Die Dozenten kommen sowohl aus dem universitären bzw. akademischen Bereich als auch aus der Wirtschaft.

Die Veranstaltungen finden zweimal pro Semester als 14-tägige Blockveranstaltungen statt, d. h. drei pro Jahr und insgesamt fünf. Der Studienort ist Berlin-Mitte. Die Studiendauer beträgt vier Semester und gliedert sich in ein dreisemestriges Fachstudium mit Klausuren am Ende der jeweiligen Präsenzveranstaltungen plus ein Semester für die Masterarbeit. Parallel zum Studium sind zwei Projektarbeiten zu schreiben. Die Teilnahme an den Modulen kann entsprechend der individuellen beruflichen und familiären Situation flexibel gestaltet werden, wodurch die Studienzeit sich gegebenenfalls entsprechend verlängert. Für die erfolgreiche Teilnahme (bestandene Klausuren sowie zwei akzeptierte Projektarbeiten) wird ein Zertifikat vergeben. Für Teilnehmer, die darüber hinaus den Mastertitel anstreben, ist eine schriftliche Abschlussarbeit (Masterarbeit) vorzulegen und in einer mündlichen Prüfung öffentlich zu verteidigen. Der Mastertitel kann jedoch nur erworben werden, wenn durch den Hochschulabschluss des grundständigen Studiengangs 240 Credit Points nachgewiesen werden können. Verliehen wird der Titel „Master of Science".

Der Studiengang ist als Bildungsurlaub laut Berliner Bildungsurlaubsgesetz (BiUrlG) vom 24. Oktober 1990 (GVBl. S. 2209) § 11 anerkannt.

Weitere Informationen finden Sie auf der Homepage des Studiengangs www.consumer-health-care.de

Abonnement

Hiermit abonniere ich die **Schriftenreihe Masterstudiengang Consumer Health Care (ISSN 1869-6627),** herausgegeben von Prof. Dr. Marion Schaefer,

❒ ab Band # 1

❒ ab Band # ___

  ❒ Außerdem bestelle ich folgende der bereits erschienenen Bände:

  #___, ___, ___, ___, ___, ___, ___, ___, ___, ___, ___, ___

❒ ab der nächsten Neuerscheinung

  ❒ Außerdem bestelle ich folgende der bereits erschienenen Bände:

  #___, ___, ___, ___, ___, ___, ___, ___, ___, ___, ___, ___

❒ 1 Ausgabe pro Band   ODER   ❒ ___ Ausgaben pro Band

Bitte senden Sie meine Bücher zur versandkostenfreien Lieferung innerhalb Deutschlands an folgende Anschrift:

Vorname, Name: ______________________________

Straße, Hausnr.: ______________________________

PLZ, Ort: ______________________________

Tel. (für Rückfragen): ________________ *Datum, Unterschrift:* ________________

Zahlungsart

❒ *ich möchte per Rechnung zahlen*

❒ *ich möchte per Lastschrift zahlen*

bei Zahlung per Lastschrift bitte ausfüllen:

Kontoinhaber: ______________________________

Kreditinstitut: ______________________________

Kontonummer: ________________ Bankleitzahl: ________________

Hiermit ermächtige ich jederzeit widerruflich den ***ibidem***-Verlag, die fälligen Zahlungen für mein Abonnement der **Schriftenreihe Masterstudiengang Consumer Health Care** von meinem oben genannten Konto per Lastschrift abzubuchen.

Datum, Unterschrift: ______________________________

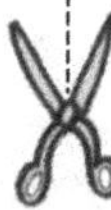

Abonnementformular entweder **per Fax** senden an: **0511 / 262 2201** oder 0711 / 800 1889
oder als **Brief** an: ***ibidem***-Verlag, Julius-Leber Weg 11, 30457 Hannover oder
als e-mail an: ibidem@ibidem-verlag.de

***ibidem*-Verlag**
Melchiorstr. 15
D-70439 Stuttgart
info@ibidem-verlag.de

www.ibidem-verlag.de
www.ibidem.eu
www.edition-noema.de
www.autorenbetreuung.de